血 管 影 像 学

Vascular Imaging

原　著

K. J. Wolf　Z. Grozdanovic

T. Albrecht　J. Heidenreich

A. Schilling　F. Wacker

总主译

伍建林　苗延巍　周　勇

分册主译

周　勇　苗延巍

译　者

（按姓氏汉语拼音排序）

方　慧　冯　洁　刘　婷　马春梅

倪鸣飞　翁文采

人民卫生出版社

Copyright © of the original English Language edition 2009 by Georg Thieme Verlag KG, Stuttgart, Germany

Original title: Direct Diagnosis in Radiology: Vascular Imaging by Karl-Juergen Wolf, Zarko Grozdanovic, Thomas Albrecht, Jens O. Heidenreich, Andreas Schilling, Frank Wacker

图书在版编目（CIP）数据

血管影像学/（德）沃尔夫（Wolf，K.J.）原著；周勇，苗延巍译. —北京：人民卫生出版社，2013

ISBN 978-7-117-19509-6

Ⅰ.①血… Ⅱ.①沃…②周…③苗… Ⅲ.①血管疾病-影象诊断 Ⅳ.①R543.04

中国版本图书馆 CIP 数据核字（2014）第 158101 号

| 人卫社官网 | www. pmph. com | 出版物查询，在线购书 |
| 人卫医学网 | www. ipmph. com | 医学考试辅导，医学数据库服务，医学教育资源，大众健康资讯 |

血管影像学

主　　译：周　勇　苗延巍
出版发行：人民卫生出版社（中继线 010-59780011）
地　　址：北京市朝阳区潘家园南里 19 号
邮　　编：100021
E - mail：pmph @ pmph.com
购书热线：010-59787592　010-59787584　010-65264830
印　　刷：北京铭成印刷有限公司
经　　销：新华书店
开　　本：787×1092　1/32　印张：12.5
字　　数：260 千字
版　　次：2014 年 12 月第 1 版　2014 年 12 月第 1 版第 1 次印刷
标准书号：ISBN 978-7-117-19509-6/R·19510
定　　价：46.00 元
打击盗版举报电话：**010-59787491**　E-mail：**WQ @ pmph.com**
（凡属印装质量问题请与本社市场营销中心联系退换）

作者名录

Karl-Juergen Wolf, MD
Professor
Charité University Medical Center Berlin
Benjamin Franklin Campus
Department of Radiology
Berlin, Germany

Zarko Grozdanovic, MD
Associate Professor
Charité University Medical Center Berlin
Benjamin Franklin Campus
Department of Radiology
Berlin, Germany

Thomas Albrecht, MD, FRCR
Professor
Charité University Medical Center Berlin
Benjamin Franklin Campus
Department of Radiology
Berlin, Germany

Jens O. Heidenreich, MD
Assistant Professor of Radiology
Department of Radiology
University of Louisville Hospital
Louisville, KY, USA

Andreas Schilling, MD
Institute of Radiology
Frankfurt (Oder) Medical Center
Frankfurt (Oder), Germany

Frank Wacker, MD
Professor
Charité University Medical Center Berlin
Benjamin Franklin Campus
Department of Radiology
Berlin, Germany

前　言

　　人体血管系统连接着各个脏器,承担着气体、营养物质的转运等功能。血管结构走行迂曲,涵盖范围广,涉及的疾病种类也繁多,也是影响人类生活质量乃至生命的重要因素。及时、准确的诊断是制定合理的治疗方案的前提,而定期、规范的随访是检测治疗效果的必需措施。影像学是血管疾病诊断与随访的重要手段,在临床工作中的应用越来越广泛。每一位影像科医生及相关临床科室医生都应该全面地掌握每种疾病的医学影像学检查原则和诊断要点,更要系统地了解疾病的流行病学、病理生理、临床表现以及治疗原则。在"快捷放射诊断学系列"丛书中,由 K. J. Wolf 等主编的"血管影像学"分册比较全面地叙述了各种血管疾病的临床与影像学表现。该书收集的病种全面,注重每种疾病的基础、影像与临床的相互结合,突出疾病的影像检查原则、诊断要点以及鉴别诊断,具有较强的临床指导性和实用性。基于此,笔者感到将此书翻译成中文,介绍给国内广大的医务工作者是非常必要的。

　　《血管影像学》分册共 7 章,讲解了 90 种疾病,每种疾病从定义(流行病学、病因、病理生理与发病机制)、影像学征象(优选方法、CT 表现、MRI 表现、DSA 表现)、临床方面(典型表现、治疗选择、病程与预后、临床医生要了解的内容)、鉴别诊断、要点与盲点五个方面进行图文并茂地讲解。

总地来看,此译著病种齐全,图像精美,文字简洁、精炼,是适合于广大影像科和临床医生、学生自学的参考书。

在本书的翻译过程中,力求准确无误、通俗易懂,在保证译文与原著内容一致的基础上,尽可能使译文符合国人的阅读习惯,因此,本书的全体译者付出了很多辛苦与努力。但是,由于翻译和专业能力所限,译作中难免存在一些不足,恳请业内同道批评指正。同时,由于原著中也存在一些印刷错误等瑕疵,在翻译过程中,译者对其进行了修正,以达到知识的准确。希望本书的出版能为业内同行的临床工作提供些许帮助。

苗延巍　周　勇

2014 年 10 月于大连

目　录

目 录

目 录

缩 略 词

AVM	动静脉畸形
ADC	表观弥散系数
CCA	颈总动脉
CE-MRA	增强磁共振血管造影
CT	计算机体层成像
CTA	CT 血管造影
DSA	数字减影血管造影
DVA	发育性静脉异常
ECA	颈外动脉
ECG	心电门控
EDV	舒张末期速度
FLAIR	液体衰减反转恢复
ICA	颈内动脉
MIP	最大密度投影
MRA	磁共振血管造影
MRI	磁共振成像
MRS	磁共振波谱
MRV	磁共振静脉成像
MSCT	多层螺旋 CT
MSV	最大收缩期速度
PTA	经皮血管腔内血管成形术

缩 略 词

SE	自旋回波
T1WI	T1 加权像
T2WI	T2 加权像
TOF	时间飞跃法
TIA	短暂性缺血发作

1. 脑血管

永存三叉动脉

定义

> 流行病学

永存三叉动脉是头部最常见的颈内-基底动脉吻合支，发生率为 0.1%～0.2%。

> 病因

永存三叉动脉是由于胚胎期间颈内动脉与基底动脉之间的吻合支未退化而形成，连接于颈内动脉海绵窦段（C4段）与基底动脉，邻近后交通动脉起始部。25%患者存在其他血管异常；10%～15%患者合并动脉瘤。

影像学征象

> 优选方法

DSA 是首选检查方法。

> CT 及 CTA 表现

可见颈内动脉与基底动脉之间的动脉，并可见并发的其他血管畸形。

> MRI 及 MRA 表现

T1WI 及 T2WI 显示位于颈内动脉及基底动脉之间条带状流空信号，MRA 能进一步证实这一诊断。

> DSA 表现

可见永存三叉动脉向椎-基动脉远端及发育不良的基底动脉近端供血。

临床方面

> 典型表现

往往是偶然发现。

> 治疗选择

无需治疗(除非需要治疗其他的血管畸形)。

> 病程与预后

若单独发生,则没有临床意义。

> 临床医生要了解的内容

需要除外其他的血管畸形(10%～15%患者合并动脉瘤)。

鉴别诊断

永存(原发性)舌下动脉	◇ 颈内动脉及基底动脉之间第二常见的吻合支;
	◇ 吻合支在颈1～2水平沿着骨性舌下神经管走行。
永存(原发性)耳动脉	◇ 颈内动脉及基底动脉之间罕见的吻合支;
	◇ 吻合支穿过内听道。
前环椎动脉	◇ 吻合支位于颈内动脉的颈2、3段与椎动脉之间(颈1～2水平),而非基底动脉。

要点与盲点

永存三叉动脉可能被误认为颈内动脉的动脉瘤,也可能被误认为时其他的颈-基底动脉吻合支。

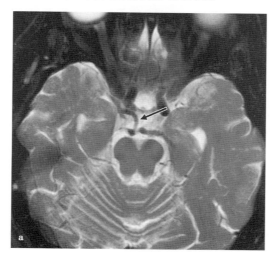

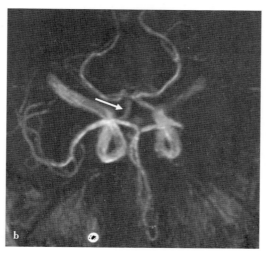

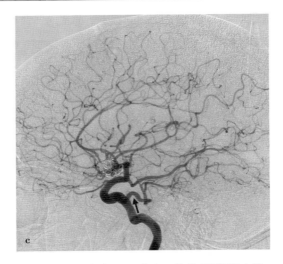

图 1.1a-c 永存三叉动脉。轴位 T2WI(a)及
MRA-MIP(b)可见右颈内动脉与基底动脉之
间吻合支(直箭所示)。前交通动脉瘤栓塞术
时行 DSA 偶然发现三叉动脉(c)

参考文献

Athale SD, Jinkins JR. MRI of persistent trigeminal artery. J Comput Assist Tomogr 1993;
    17: 551-554
Li MH et al. Persistent primitive trigeminal artery associated with aneurysm: Report of
    two cases and review of the literature. Acta Radiol 2004; 45: 664-668
Salas E et al. Persistent trigeminal artery: An anatomic study. Neurosurgery 1998; 43:
    557-561

神经血管压迫

定义

> 流行病学

尚不清楚。

> 病因、病理生理及发病机制

位于桥小脑角区或内听道的血管袢压迫邻近的颅神经，经常累及三叉神经或面神经。

影像学征象

> 优选方法

高分辨 MRI 是首选方法。

> CT 表现

通常正常，动脉粥样硬化可能与该病有关。

> MRI 表现

薄层 T2WI 为宜，3T MRI 能获得优质图像。

－三叉神经痛常由小脑上动脉、小脑后下动脉或椎基底动脉（按发病率由多到少排列）形成的动脉袢压迫神经引起。

－较小脑后下动脉及椎基底动脉相比，导致面神经麻痹的动脉袢更多源自小脑前下动脉。

> DSA 表现

通常不建议行 DSA 检查，除非 CT 和 MRI 不能很好地显示血管与神经的关系。

临床方面

> 典型表现

　　三叉神经痛；面神经麻痹。

> 治疗选择

　　手术治疗（Janetta 术式）或对症治疗。

> 病程与预后

　　术后远期成功率为 60％，术后并发症高达 30％。

> 临床医生要了解的内容

　　明确血管神经关系，了解临床关联性，评估治疗指征，注意随诊检查。

鉴别诊断

椎基底动脉迁曲扩张	◇ 常见于患动脉粥样硬化的老年人
血管畸形	◇ MRI 显示特征性血管团或早期静脉引流
动脉瘤	◇ MRI 或 DSA 显示动脉壁外突

要点与盲点

　　MRI 表现阴性者不是手术探查的禁忌症。

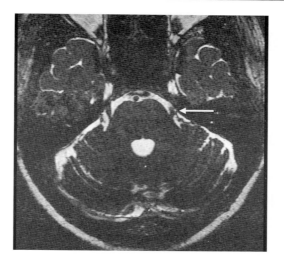

图 1. 2　神经血管压迫，脑干层面轴位 CISS 序列示三叉神经与左侧小脑上动脉之间接触（直箭所示）

参考文献

Chun-Cheng Q et al. A single-blinded pilot study assessing neurovascular contact by using high-resolution MR imaging in patients with trigeminal neuralgia. Eur J Radiol Nov 20, 2007 [Epub ahead of print]

Chung SS et al. Microvascular decompression of the facial nerve for the treatment of hemifacial spasm: preoperative magnetic resonance imaging related to clinical outcomes. Acta Neurochir (Wien) 2000; 142: 901–906

Holley P et al. The contribution of "time-of-flight" MRI-angiography in the study of neurovascular interactions (hemifacial spasm and trigeminal neuralgia). J Neuroradiol 1996; 23: 149–156

Papanagiotou P et al. [Vascular anomalies of the cerebellopontine angle.] Radiologe 2006; 46: 216–223 [In German]

毛细血管扩张

定义

➤ 流行病学

毛细血管扩张约占幕下血管畸形的 20%，幕上血管畸形的 7%。偶尔合并海绵状血管瘤。

➤ 病因、病理生理及发病机制

由扩张的毛细血管构成的血管团，散布在正常脑组织中；好发于脑干（尤其脑桥），或小脑与大脑半球白质深部。

影像学征象

➤ 优选方法

MRI。

➤ CT 表现

阴性。

➤ MRI 表现

典型表现为点或条状 $T2^*WI$ 低信号灶；T2WI 上可以为高信号；T1WI 增强扫描呈"毛刷状"强化；MRA 表现正常。

➤ DSA 表现

未见异常。

临床方面

➤ 典型表现

无症状，偶然发现。

➢ 治疗选择

　无需治疗。

➢ 病程与预后

　无临床意义。

➢ 临床医生要了解的内容

　需要除外其他 T1WI 强化病变。

鉴别诊断

转移瘤	◇ 病史
	◇ 在 T1WI 增强扫描常显著强化
胶质瘤	◇ 强化模式不同
	◇ 弥散成像,灌注成像或 MRS 有助于鉴别
海绵状血管瘤	◇ 多发
	◇ T2* WI 示含铁血黄素环
动静脉畸形	◇ 轴位 T2WI 示病灶内流空信号
（AVM）	◇ 血管造影示早期静脉引流
	◇ 扩张的静脉

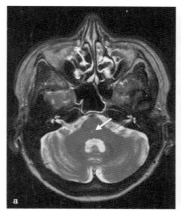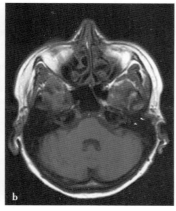

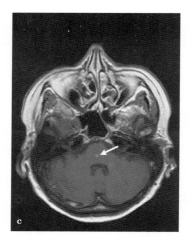

图 1.3a-c 毛细血管扩张。轴位脑干层面表现为点状 T2 高信号灶（a，直箭所示），T1WI 上病灶未见显示（b），增强扫描显示病灶均匀强化（c，直箭所示）

要点与盲点

可能被误诊为转移瘤、胶质瘤、海绵状血管瘤或 AVM。

参考文献

Castillo M et al. MR imaging and histologic features of capillary telangiectasia of the basal ganglia. AJNR Am J Neuroradiol 2001; 22: 1553–1555

Scaglione C et al. Symptomatic unruptured capillary telangiectasia of the brain stem: report of three cases and review of the literature. J Neurol Neurosurg Psychiatry 2001; 71: 390–393

Yoshida Y et al. Capillary telangiectasia of the brain stem diagnosed by susceptibility-weighted imaging. J Comput Assist Tomogr 2006; 30: 980–982

海绵状血管瘤

定义

> 流行病学

海绵状血管瘤的发病率为 0.4%~0.9%。

> 病因、病理生理及发病机制

扩张的血管窦积聚在一起,窦腔覆盖血管内皮细胞,窦腔间无正常的脑实质(有别于毛细血管扩张)。80%的海绵状血管瘤位于幕上,20%位于幕下,包括脑干。海绵状血管瘤可家族性发病,或可散发。25%的散发病例及90%的家族性病例的病灶多发。

影像学征象

> 优选方法

MRI。

> CT 表现

CT 平扫偶尔可见,呈圆形或卵圆形的高密度影(继发于血栓、出血或钙化),无强化或仅有轻度强化。

> MRI 表现

T1WI 及 T2WI 呈局灶性、不均质的"爆米花"样病灶;T2WI,尤其是 $T2^*WI$ 可见低信号的含铁血黄素环;T1WI 增强扫描示病灶不均匀强化;TOF-MRA 无法显示病灶。

> DSA 表现

病灶血流速度缓慢故而血管造影无法显示;合并出血

的海绵状血管瘤可间接显示为无血管区域。

临床方面

> **典型表现**

通常无症状;38%～55%的病例有癫痫发作,其他症状包括局部神经功能障碍、慢性头痛和典型的脑干症状,如复视、共济失调。

> **治疗选择**

外科治疗;定期随诊。

> **病程与预后**

偶尔会反复出血,但通常不伴有临床意义的神经功能障碍。致命性出现少见。

> **临床医生要了解的内容**

除外其他血管疾病或肿瘤。

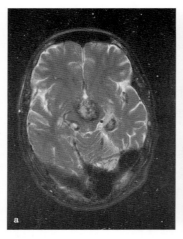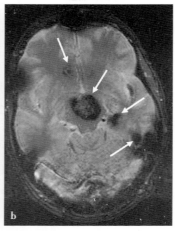

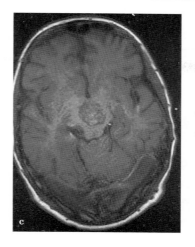

图1.4a-c 多发海绵状血管瘤（直箭所示）。轴位T2WI显示病灶呈不均匀高信号（a），T2*WI呈低信号，并清晰可见含铁血黄素环（b）；在T1WI上，病灶信号较正常脑组织轻度增高（c），系病灶内少量出血所致

鉴别诊断

少突胶质细胞瘤 ◇ T2*WI序列通常能鉴别含铁血黄素及钙化。

要点与盲点

需要在脑干及脊髓寻找其他病灶；可合并发育性静脉异常。

参考文献

Abla A et al. Developmental venous anomaly, cavernous malformation, and capillary tel-angiectasia: spectrum of a single disease. Acta Neurochir (Wien) 2008; 150: 487–489; discussion 489.

Pozzati E et al. The neurovascular triad: Mixed cavernous, capillary, and venous malfor-mations of the brainstem. J Neurosurg 2007; 107: 1113–1119

Wurm G et al. Cerebral cavernous malformations associated with venous anomalies: Sur-gical considerations. Neurosurgery 2007; 61(1 Suppl): 390–404

Wanke I et al. [Bleeding risk of intracranial vascular malformations.] Rofo 2007; 179: 365–372 [In German]

静脉血管瘤

定义

> 同义词　发育性静脉异常
> 流行病学
　脑静脉血管瘤的发病率为 4%。
> 病因、病理生理及发病机制
　脑静脉血管瘤并不是真性血管畸形，而是引流静脉变异。15%～20%患者伴有海绵状血管瘤。

影像征象

> 优选方法
　MRI。
> CT 表现
　CT 平扫通常为阴性；增强扫描示斑点状或条带状强化灶，自脑白质延伸至脑表面。
> MRI 表现
　T2WI 上偶然可见脑白质深处星芒状流空血管；T1WI 增强扫描显示脑白质深处扩张的小静脉，引流入较大的皮质内集合静脉。
> MRV 与 DSA 表现
　DSA 静脉期及 MRV 均可示典型的"水母头"状静脉，引流入较粗的皮质内集合静脉。

临床方面

➢ 典型表现
通常无症状；偶有癫痫发作。

➢ 治疗选择
不需治疗。

➢ 病程与预后
无临床意义。

➢ 临床医生想了解的内容
需要除外其他病变。

鉴别诊断

动静脉畸形（AVM）	◇ 血管造影显示早期静脉引流
	◇ 静脉扩张
海绵状血管瘤	◇ 病灶多发
	◇ T2* WI 可见含铁血黄素环

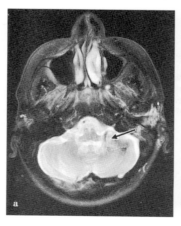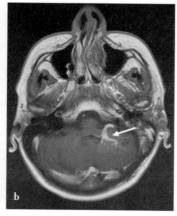

图 1.5a-c 静脉血管瘤。轴位
T2WI(a),增强 T1WI 轴位(b)与
冠状位(c)。在轴位 T2WI 上,静
脉血管瘤因流空效应而呈低信号
(a),增强后因静脉瘤血流缓慢而
明显强化,可见"星芒"状血管汇
入中心引流静脉(b,c)

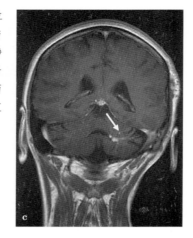

要点与盲点

应该行 T2*WI 检查以明确是否伴发海绵状血管瘤。

参考文献

Lasjaunias P et al. Developmental venous anomalies (DVA): The so-called venous angioma. Neurosurg Rev 1986; 9: 233–242

Lee C et al. MR evaluation of developmental venous anomalies: Medullary venous anatomy of venous angiomas. AJNR Am J Neuroradiol 1996; 17: 61–70

Peebles TR, Vieco PT. Intracranial developmental venous anomalies: Diagnosis using CT angiography. J Comput Assist Tomogr 1997; 21: 582–586

Galen 静脉畸形

定义

> 流行病学

Galen 静脉畸形非常罕见,不足先天性心血管疾病的 1‰;男性发病多于女性。

> 病因、病理生理及发病机制

脑实质中央 AVM 引流入瘤样扩张的 Galen 静脉;分流量过高常导致新生儿心力衰竭。

影像学征象

> 优选方法

MRI,MRA 是首选检查方法。

> CT 表现

Galen 静脉显著扩张;常伴有脑积水及脑室周围白质病变;偶然可见脑出血或脑室内出血;增强后畸形血管明显强化。

> MRI 表现

– T2WI:扩张 Galen 静脉呈流空信号,伴脑积水并脑室周围高信号(间质性脑水肿)。

– T1WI:可显示畸形血管结构的更多细节。

– MRA:可清晰显示供血动脉和引流静脉。

> DSA 表现

仅用于介入治疗前;建议栓塞前采用超选择性造影。

临床方面

> *典型表现*

畸形血管的血液分流及继发心脏高输出量会导致致命性脑积水;新生儿可出现心脏衰竭。

> *治疗选择*

对畸形血管采用介入栓塞治疗(常多处);治疗心脏功能不全。

> *病程与预后*

如果不治疗则可能致命;预后取决于脑损伤的程度。

> *临床医生要了解的内容*

除外其他畸形;脑损伤的程度。

鉴别诊断

儿科患者需要与硬脑膜动静脉瘘、AVM 以及其他系统的高分流量 AVM,如肝或肺内分流相鉴别。

要点与盲点

仅治疗脑积水而不栓塞动静脉瘘则效果不佳。产前超声可能将 Galen 静脉畸形误诊为囊性肿瘤。

参考文献

Chooi WK et al. Assessment of blood supply to intracranial pathologies in children using MR digital subtraction angiography. Pediatr Radiol 2006; 36: 1057–1062

Landis MS. Vein of Galen malformation. CMAJ 2006; 175: 1059

Lasjaunias PL et al. The management of vein of Galen aneurysmal malformations. Neurosurgery 2006; 59 (Suppl 3): 184–194

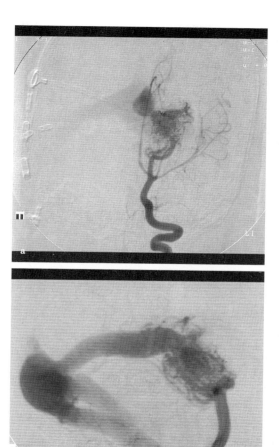

图 1.6a, b Galen 静脉畸形。DSA 后前位（a）与侧位（b）显示，在动脉早期，对比剂经迂曲扩张的血管引流入扩张的 Galen 静脉

脑动静脉畸形

> 流行病学

脑动静脉畸形（AVM）是最常见的、有症状的血管畸形，发病率为 5～15/100 000。临床症状出现在年轻成人，典型的发病年龄段为 20～40 岁。AVM 是先天性的，但儿童很少确诊。本病无性别差异。85％的 AVM 位于幕上，15％位于后颅窝。98％AVM 是散发病例。

> 病因、病理生理及发病机制

尚不明确，可能是由于调控血管生成的血管内皮生长因子及其受体发生失调所致。特征性的表现包括：脑动脉及引流静脉之间血液异常分流，伴有多发瘘道形成；偶尔可见与血流相关的病灶内或病灶外的动脉瘤。

影像学征象

> 优选方法

急性期可选择 CT 和 MRI；治疗前的诊断金标准为 DSA。

> CT 表现

能可靠地显示颅内出血及其并发症；出血可完全掩盖AVM；无出血的病例表现为与周围脑组织等或低密度的迂曲、扩张的血管团；25％～30％的病例有血管钙化；扩张的血管显著强化。

> MRI 表现

T1WI 及 T2WI 特征性表现为迂曲、流空的血管影；

T1WI 及 T2* WI 可显示病灶内含不同时期出血成分,如含铁血黄素、脱氧血红蛋白或正铁血红蛋白;病灶周围的胶质增生在 T2WI 及 FLAIR 呈高信号。

➤ MRA 表现

可以评价血管结构,但价值有限。

➤ DSA 表现

是诊断 AVM 的金标准,可评价血管结构、病灶大小、血流相关性动脉瘤(发病率 15%～20%)、静脉引流以及高流量的动静脉瘘;能同时进行血管内介入治疗。

临床方面

➤ 典型表现

脑出血发生率为占 50%,癫痫发作占 25%;局部神经功能能障碍占 25%,头痛占 25%。

依据 Spetzler-Martin 分级可以评价手术的风险:

- 病灶大小:<3cm,3～6cm,>6cm;
- 病灶位置:关键或非关键脑区;
- 静脉引流:深部静脉和/或表浅静脉。

➤ 治疗选择

急性期治疗:对症治疗脑出血或癫痫。

脑出血吸收后治疗:血管内栓塞治疗;手术切除;出于避免出血或再发性出血的目的,可建议放疗;简单的对症治疗。

➤ 病程与预后

AVM 是一个动态变化的病变,可自发性改变大小;自发性缓解罕见;如果不治疗,终生有脑出血的危险,既往有出血病史的危险性更高。每年出血复发率约为 2%～10%。

> 临床医生想了解的内容

AVM 病灶大小和位置;静脉引流状况;有无血流相关性动脉瘤;有无脑出血;是否合并动静脉瘘。

鉴别诊断

海绵状血管瘤	◇ 轻度或无明显强化;
	◇ 小的、葡萄样病灶
硬脑膜 AVM	◇ DSA 示硬膜动脉分支受累
低级别胶质瘤	◇ 轻度强化。

要点与盲点

颅内出血压迫血管结构可完全遮掩 AVM。青年人脑实质内出血应该除外 AVM。

图 1.7 脑 AVM。轴位 T2WI 显示,部分病灶因血管流空效应呈结节状低信号(直箭所示),并且回流入扩张的静脉(分叉箭所示);周围可见继发于出血的小三角形病灶,呈高信号(箭头所示)

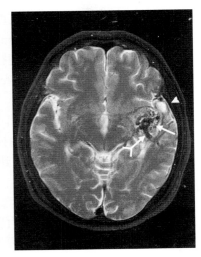

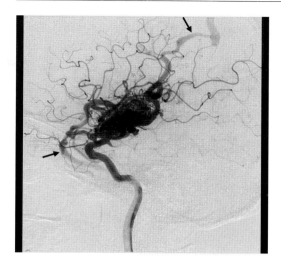

图 1.8 脑 AVM，侧位 DSA 显示迁曲的血管团与扩张的皮层静脉（箭头所示）。

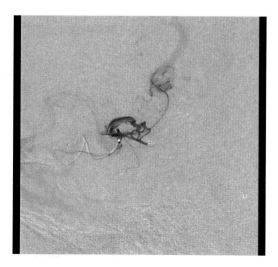

图 1.9 超选择性 DSA 显示部分 AVM 病灶，并可见在动脉期早期扩张的引流静脉。

参考文献

Byrne JV. Cerebrovascular malformations. Eur Radiol 2005; 15: 448–452

Heidenreich JO et al. Bleeding complications after endovascular therapy of cerebral arteriovenous malformations. AJNR Am J Neuroradiol 2006; 27: 313–316

Hofmeister C et al. Demographic, morphological, and clinical characteristics of 1289 patients with brain arteriovenous malformation. Stroke 2000; 31: 1307–1310

Stapf C et al. Predictors of hemorrhage in patients with untreated brain arteriovenous malformation. Neurology 2006; 66: 1350–1355

硬脑膜动静脉畸形

定义

别名:硬脑膜动静脉瘘,硬脑膜瘘

➤ 流行病学

硬脑膜动静脉畸形占所有颅内血管畸形的 $10\%\sim15\%$。

➤ 病因、病理生理及发病机制

硬脑膜动静脉畸形常为获得性,是由硬脑膜的动静脉压力差致使动静脉之间微小的吻合支开放或血管发生引起的。由于静脉血栓、脑外伤或颅脑手术的原因,常伴发育性静脉异常(DVA)。供血动脉为脑膜分支,通过硬脑膜窦或皮层静脉引流;常合并引流静脉窦狭窄或闭塞。

影像学征象

➤ 优选方法

DSA;MRI;MRA。

➤ CT 表现

平扫通常阴性;可能发现硬膜窦扩大或皮层静脉的迂曲扩张。

➤ MRI 表现

平扫通常阴性;静脉窦血栓,血栓在 T2WI 呈高信号;微小的瘘道可显示为皮层静脉或静脉窦的流空信号。

➤ DSA 表现

硬脑膜的异常血管团,由脑膜动脉供血,经皮层静脉引流；颈内动脉-海绵窦瘘为硬脑膜动静脉瘘的一种特殊类型。

临床方面

> 典型表现

临床症状取决于年龄、硬脑膜 AVM 发生部位及严重程度，包括搏动性耳鸣；颅神经麻痹；结膜水肿；视神经萎缩；视神经盘水肿；头痛；颅内压增高征象，如恶心、呕吐；癫痫；局部神经功能障碍；痴呆；软脑膜静脉受累易导致出血。

> 治疗选择

血管内介入治疗；立体定向放疗；手术切除。

> 病程与预后

硬脑膜动静脉瘘很少发生自发性闭塞；病程多变；成功治疗后，症状通常完全消失，但容易复发，尤其是不完全闭塞的。硬膜下血肿或脑实质内出血将导致明显的神经功能障碍。

> 临床医生想了解什么

能否除外 AVM；明确耳鸣病因；介入栓塞风险。

鉴别诊断

血管球瘤（神经节细　　> DSA 显示显著的肿瘤染色
胞瘤）

大脑 AVM　　　　　> 由脑动脉供血，而非硬脑膜动脉

要点与盲点

因忽略供血动脉源于硬脑膜动脉而易误诊为脑 AVM；此外，不能将颈内、外循环之间的正常吻合支误为硬脑膜动静脉瘘。

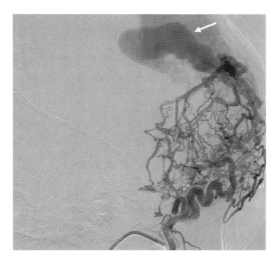

图 1.10 硬脑膜 AVM。DSA 显示扩张的血管团,由枕动脉的分支供血,引流入扩张的皮层静脉(直箭所示)

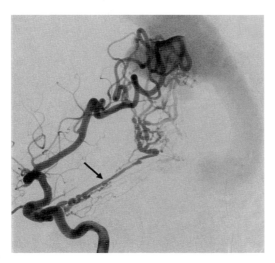

图 1.11 小脑幕的硬脑膜 AVM。DSA 显示病灶由颈内动脉的脑膜分支供血(直箭所示)

参考文献

Kim MS et al. Clinical characteristics of dural arteriovenous fistula. J Clin Neurosci 2002; 9: 147–155

Kwon BJ et al. MR imaging findings of intracranial dural arteriovenous fistulas: relations with venous drainage patterns. AJNR Am J Neuroradiol 2005; 26: 2500–2507

Luciani A et al. Spontaneous closure of dural arteriovenous fistulas: report of three cases and review of the literature. AJNR Am J Neuroradiol 2001; 22: 992–996

Shownkeen H et al. Endovascular treatment of transverse-sigmoid sinus dural arteriovenous malformations presenting as pulsatile tinnitus. Skull Base 2001; 11: 13–23

颈内动脉海绵窦瘘

定义

➢ 流行病学

自发性或外伤性,占所有颅内血管瘘的 12%。

➢ 病因、病理生理及发病机制

颈内动脉海绵窦瘘是硬脑膜动静脉瘘的特殊类型,在颈内动脉海绵窦段与海绵窦之间有高流量瘘道形成。

影像学征象

➢ 优选方法

MRI、DSA

➢ CT 表现

眼球外凸;偶尔可出现增宽的皮层静脉;血液回流入皮层静脉并继发性破裂,导致蛛网膜下腔出血。增强扫描示眼上静脉及海绵窦均扩张。

➢ MRI 表现

海绵窦及眼上静脉扩张,并可见流空信号。TOF-MRA可显示显著扩张的眼上静脉。

➢ DSA 表现

对比剂进入颈内动脉后,快速充填扩张的海绵窦;引流静脉通常为一侧或双侧眼上静脉,再入面静脉;或者可经岩上或岩下静脉窦而进入颈内静脉;或经 Rosenthal 静脉入Galen 静脉。

临床方面

➢ 典型表现

搏动性突眼;视力减退;结膜充血或炎症。

➢ 治疗选择

用铂金线圈或气囊行血管内栓塞治疗;如其他治疗无效,则行颈内动脉栓塞。

➢ 病程与预后

颈内动脉海绵窦瘘发生自发性闭塞少见;如未治疗,症状渐进性加重。

➢ 临床想了解的内容

确认有无瘘道及显示静脉引流路径。

鉴别诊断

甲状腺性眼病	◇ 80%病例双侧发病; ◇ 70%病例甲亢
海绵窦血栓或血栓性静脉炎	◇ 中心性强化; ◇ 无流空信号; ◇ 可合并颈内动脉海绵窦瘘
眼眶假瘤	◇ 特发性;炎性; ◇ 对激素治疗有效。

要点与盲点

当观察颅内 CT 时不能忽略眼眶的改变。

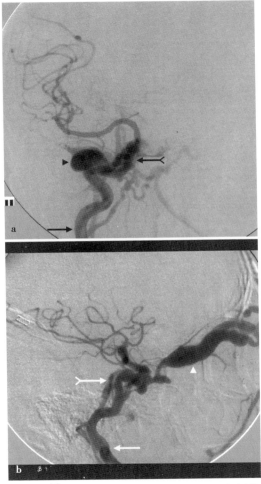

图 1.12a,b 颈内动脉海绵窦瘘。DSA 后前位(a)和侧位(b)显示，海绵窦(叉状箭)于动脉早期显影(直箭示颈内动脉)，引流入双侧岩静脉窦。眼上静脉(箭头)迂曲扩张

参考文献

Andres RH et al. [Diagnosis and treatment of carotid cavernous fistulas.] Rofo 2008; 180: 604–613 [In German]

Chen CC et al. CT angiography and MR angiography in the evaluation of carotid cavernous sinus fistula prior to embolization: A comparison of techniques. AJNR Am J Neuro-radiol 2005; 26: 2349–2356

Hähnel S et al. [Injury of craniocervical arteries: Imaging findings and therapy.] Fortschr Röntgenstr 2007; 179: 119–129 [In German]

脑颜面血管瘤综合征(Sturge-Weber 综合征)

定义

> 流行病学

脑颜面血管瘤综合征的发病率为十万分之二(2 ∶ 100 000)。

> 病因、病理生理及发病机制

脑颜面血管瘤综合征是偶发的先天性畸形。由于胚胎时期皮层静脉未退化,导致深静脉闭塞及静脉血流瘀滞,继而引起皮层缺氧。

影像征象

◇ 优选方法

CT,MRI 及 DSA。

◇ CT 表现

早期表现:皮层钙化,从枕、顶部开始,类似轨道状。

晚期表现:严重的皮层钙化,从皮层开始向白质发展;邻近的额窦增宽,颅骨板障增宽。

◇ MRI 表现

早期表现:软脑膜血管瘤,表现为沿着受累的蛛网膜下腔明显强化。

晚期表现:因皮层钙化导致病变区强化程度降低;皮质萎缩;脉络丛显著强化;室管膜下静脉及穿髓静脉增粗,皮层静脉减少。

◇ DSA 表现

因为软脑膜血管瘤存在,脑膜显著强化;深静脉增粗,皮层静脉减少。

临床方面

◇ 典型表现

面部葡萄酒痣(98%病例位于三叉神经眼支支配的区域);智力发育迟缓;癫痫发作(90%病例);偏瘫;偏盲;牛眼征;青光眼。

◇ 治疗选择

对症治疗。

◇ 病程与预后

癫痫发作会进行性加重;神经功能障碍逐渐加剧。

◇ 临床医生要了解的内容

需要与其他的血管畸形进行鉴别。

鉴别诊断

Klippel-Trenaunay 综合征
◇ 皮肤血管瘤
◇ 软组织和/或骨增生
◇ 软脑膜血管畸形

Wyburn-Mason 综合征
◇ 皮肤痣
◇ 视网膜 AVM,并累及整个视路。

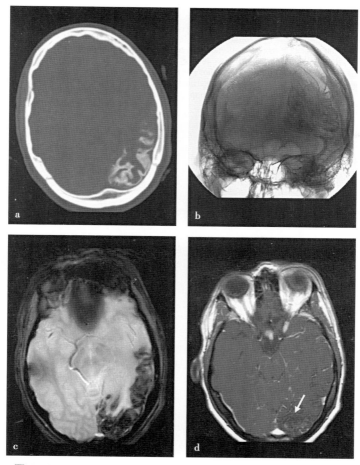

图 1.13a-d Sturge-Weber 综合征,女,23 岁,颜面部毛细血管瘤及癫痫发作。CT 平扫(a)示左颞枕叶皮层脑回状钙化;DSA 蒙片显示源自脑膜血管瘤的脑回状钙化(b);MRI T2* WI(c)可见受累皮层呈明显低信号,T1 增强(d)示软脑膜下血管瘤强化(直箭所示)。(Eetl-Wagner 医生馈赠,慕尼黑)

参考文献

Benedikt RA et al. Sturge–Weber syndrome: cranial MR imaging with Gd-DTPA. AJNR Am
    J Neuroradiol 1993; 14: 409–415

Ertl-Wagner B. Pädiatrische Neuroradiologie. Berlin: Springer; 2007

Vilela PF. Sturge–Weber syndrome revisited. Evaluation of encephalic morphological
    changes with computerized tomography and magnetic resonance. Acta Med Port
    2003; 16: 141–148

血管网织细胞瘤

定义

> 流行病学

75％血管网织细胞瘤为散发病例,25％为家族性发病(von Hippel-Lindau 病)。血管网织细胞瘤占原发性中枢神经系统肿瘤的 2％,是成人最常见的小脑肿瘤。幕上少见,沿视路分布。发生在脊髓者,占脊髓肿瘤的 5％～15％。

> 病因、病理生理及发病机制

血管网织细胞瘤起自中胚层组织,是良性、缓慢生长的实性或囊性肿瘤。主要发生在小脑半球,少数位于脑干,发生在大脑半球罕见。肿瘤压迫四脑室可引起脑积水。

影像学征象

> 优选方法

MRI。

> CT 表现

圆形,边界清晰的低密度灶;增强扫描可以显示环形强化的囊壁,囊壁常有明显强化的结节,提示为血管瘤成分。

> MRI 表现

与 CT 相比,MR 对小的血管网织细胞瘤诊断更敏感;表现为圆形病灶,呈 T2 高信号、T1 低信号,壁结节明显强化。

> DSA 表现

圆形、有富血供壁结节的肿物,结节呈持续充盈直至静

37

脉晚期,并可见扩张的供血动脉及引流静脉。

临床方面

➤ **典型表现**

常见的发生年龄为 40～60 岁。临床症状包括头痛(85％病例),呕吐、头晕,步态紊乱及平衡失调。散发病例偶有继发性红细胞增多症,促红细胞生成素增高。

➤ **治疗选择**

手术切除为首选治疗方法;因为介入治疗有较高的术后出血率,术前介入栓塞治疗仅适于特定的条件下。

➤ **病程与预后**

血管网织细胞瘤为良性肿瘤,生长缓慢,可以治愈。von Hippel-Lindau 综合征患者可合并其他病变。血管网织细胞瘤的 10 年生存率为 85％,术后复发率为 15％～20％。

➤ **临床医生要了解的内容**

需要除外其他肿瘤,尤其是转移瘤。要对家族性发病的患者(von Hippel-Lindau 综合征)其他病变进行评价——视网膜(血管网织细胞瘤),肾脏(肾细胞癌),肾上腺(嗜铬细胞瘤)及膀胱(囊腺瘤)。

鉴别诊断

毛细胞型星形细胞瘤	◇ 血管造影仅轻微强化
后颅窝蛛网膜囊肿	◇ 无囊壁增强
转移瘤	◇ 通常缺少血管结构
胶质瘤	◇ 没有早期静脉引流
室管膜瘤	◇ 无早期静脉引流

1. 脑 血 管

要点与盲点

不要误诊为转移瘤。

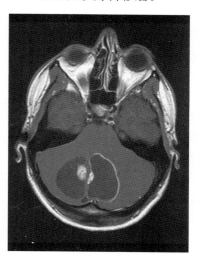

图 1.14 血管网织细胞瘤。T1 增强扫描显示肿瘤有典型的囊变,囊壁及壁结节明显强化

参考文献

Kuhne M et al. Challenging manifestations of malignancies. Polycythemia and high serum erythropoietin level as a result of hemangioblastoma. J Clin Oncol 2004; 22: 3639–3640

Peker S et al. Suprasellar haemangioblastoma. Report of two cases and review of the literature. J Clin Neurosci 2005; 12: 85–89

Wierzba-Bobrowicz T et al. Haemangioblastoma of the posterior cranial fossa: Clinico-neuropathological study. Folia Neuropathol 2003; 41: 245–249

von Hippel-Lindau **综合征**

定义

别名:小脑视网膜血管瘤病

➤ 流行病学

本病的发生率为 1/30 000~1/50 000。

➤ 病因、病理生理及发病机制

von Hippel-Lindau 综合征是常染色体显性遗传肿瘤综合征,包括小脑血管网织细胞瘤、视网膜血管瘤、肾细胞癌、囊腺瘤及嗜铬细胞瘤。分布:50%血管网织细胞瘤位于脊髓,35%~40%位于小脑,10%位于脑干,1%位于幕上。

影像学征象

➤ 优选方法

MRI 是首选检查方法。

➤ CT 表现

2/3 病例表现为小脑内边界清晰的囊加结节病灶,1/3为实性病灶;可出现梗阻性脑积水;实性部分明显强化。

➤ MRI 表现

囊性部分呈 T1 低、T2 高信号;实性结节为 T1 等、T2低信号,增强后呈明显均匀强化。

➤ DSA 表现

血供丰富的肿块。

临床方面

➤ 典型表现

早期症状常表现为眼部症状,由视网膜血管网织细胞瘤所致;血管网织细胞瘤有数个生长期,其间穿插生长静止期;神经症状因部位不同而异。

➤ 治疗选择

外科手术为首选。

➤ 病程与预后

疾病趋向进行性发展;需要每年行 MRI 随诊。

➤ 临床医生要了解的内容

疾病累及范围。

鉴别诊断

富血供转移瘤　　　　　　　　◇ 病史
　　　　　　　　　　　　　　◇ 可能有未知原发癌(CUP)
　　　　　　　　　　　　　　　综合征病史

单发血管网织细胞瘤　　　　　◇ 基因分型

毛细胞性星形细胞瘤　　　　　◇ 随诊
　　　　　　　　　　　　　　◇ 活检

血管神经皮肤综合征中的多发　◇ DSA 示早期静脉充盈
AVMs

要点与盲点

在鉴别诊断时可能被误诊为其他疾病。

图 1.15 von Hippel-Lindau
综合征，T1 增强显示小脑内
多发血管网织细胞瘤。

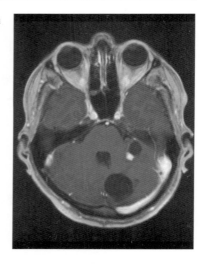

参考文献

Couch V et al. von Hippel-Lindau disease. Mayo Clin Proc 2000; 75: 265–272

Hes FJ, Feldberg MA. Von Hippel-Lindau disease: Strategies in early detection (renal-, adrenal-, pancreatic masses). Eur Radiol 1999; 9: 598–610

颅内血管炎

定义

> 病因、病理生理及发病机制

颅内血管炎是指引起颅内动脉的炎症,伴或不伴动脉管壁坏死,病因众多,包括感染性及非感染性病因:

- 感染性:包括细菌性、结核性、真菌性、病毒性和梅毒性炎症;

- 结节性多动脉炎;

- 细胞介导炎性病变:巨细胞动脉炎、大动脉炎、颞动脉炎(巨细胞动脉炎);

- 肉芽肿性脉管炎:原发性中枢神经系统脉管炎、坏死性肉芽肿性血管炎、结节病;

- 胶原病;

- 药物致病:麦角胺、安非他明、海洛因、可卡因;

- 放射损伤。

> 影像学征象

特点:受累动脉管腔不规则,有狭窄或闭塞,伴动脉瘤形成。

> 优选方法

因 MRI 空间分辨率有限,故而仅用于筛查。常规检查以 DSA 为首选。

> CT 表现

可为阴性;或表现为基底节区及皮层下区低密度灶。

> MRI 表现

T2WI 常见脑实质多发高信号,以皮髓交界处为著; T1 增强扫描可以显示病变区强化,系因血-脑脊液屏障不完整所致。

> DSA 表现

受累动脉多发局限性狭窄;血管扩张和闭塞交替出现。

临床方面

> 典型表现

头痛,多灶性神经功能损害;脑病;梗死;当临床怀疑血管炎时,建议行实验室检查,腰穿以及影像学检查(如可能建议行血管造影)。组织学检查是唯一确诊手段。

> 治疗手段

治疗方案因病因而不同;常联合应用免疫抑制剂。

> 病程与预后

病程与预后取决于病因。可以完全治愈;脑梗死后遗症可能持续存在;出现额外的损伤将导致病情进展。

> 临床医生要了解的内容

要先除外动脉粥样硬化。

鉴别诊断

血管痉挛	◇ 蛛网膜下腔出血病史
颅内动脉闭塞性疾病	◇ 老年患者
	◇ 糖尿病
	◇ 血管钙化
颅内动脉粥样硬化	◇ 血管钙化

要点与盲点

影像学检查可能为阴性；影像学表现与临床及实验室检查相结合非常重要。可能被误诊为颅内动脉粥样硬化。

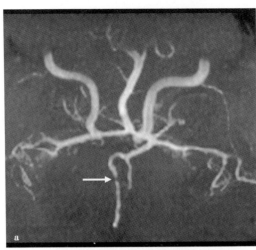

图 1. 16a,b *颅内血管炎。3D TOF MRA 显示右侧大脑前动脉（直箭所示，图 a）及大脑后动脉骤然狭窄（直箭所示，图 b）*

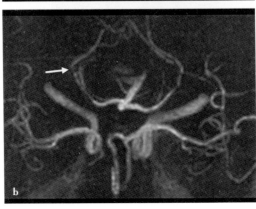

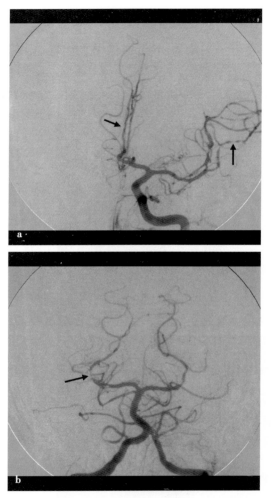

图 1.17a,b DSA 显示多个受累动脉管径骤然
狭窄、甚至闭塞(直箭所示)。

参考文献

Kuker W. Cerebral vasculitis: Imaging signs revisited. Neuroradiology 2007; 49: 471–479

Scolding NJ, EFNS Cerebral Vasculitis Task Force. The recognition, diagnosis and management of cerebral vasculitis: A European survey. Eur J Neurol 2002; 9: 343–347

Wasserman BA et al. Reliability of normal findings on MR imaging for excluding the diagnosis of vasculitis of the central nervous system. AJR Am J Roentgenol 2001; 177: 455–459

Moya-Moya 病

定义

别名:烟雾病

➤ 流行病学

Moya-Moya 病最常见于日本儿童及具有遗传性血红蛋白 S 病的非洲儿童。

➤ 病因、病理生理及发病机制

Moya-Moya 病是婴幼儿特发性、不断进展的动脉病变。通常于儿童期或青少年期开始出现症状,经常有多次缺血性发作。病程与预后取决于动脉闭塞的时间和范围,以及是否建立有效的侧支循环。病因众多,包括特发性、遗传性、感染性、先天性间质缺陷和早衰综合征。

影像学征象

➤ 优选方法

DSA 是首选的影像学检查方法。

➤ CT 表现

60%的儿童病例主要表现为额叶萎缩;成人可出现脑出血;增强扫描见基底节区点状强化。

➤ MRI 表现

T2WI 可见皮层或白质内因微血管梗死造成的高信号灶;T1WI 可见基底节区多发点状高信号;增强扫描后病灶显著强化。

MRA 表现为大脑中动脉分支不显影。

> DSA 表现

颅底"烟雾"状血管网为典型表现。造影早期见大脑中动脉 M1 段、大脑前动脉 A1 段、大脑后动脉 P1 段多处狭窄,或者颈内动脉远端狭窄;中期可见大脑中动脉深穿支发出侧支循环;晚期见起自脑膜动脉的侧支循环形成。

临床方面

> 典型表现

儿童患者以脑缺血为主要表现(一过性缺血发作,脑梗死);成人患者多表现为脑出血(蛛网膜下腔或脑室内出血)。

> 治疗选择

颈外动脉/颈内动脉(ECA/ICA)旁路术;外科交感神经切除术(颈上神经节切除术或血管周围交感神经切除术)。

> 病程与预后

进行性动脉狭窄导致脑缺血性及出血性损伤加重;本病的预后不佳,取决于疾病阶段及患者年龄。

鉴别诊断

动脉夹层	◇ 自发性
	◇ 外伤性
	◇ 特发性
	◇ 感染性
血管痉挛	◇ 蛛网膜下腔出血
	◇ 感染性
	◇ 特发性
肿瘤包绕血管	◇ 垂体瘤
	◇ 颅咽管瘤

要点与盲点

在鉴别诊断时，可能将 Moya-Moya 病误诊为其他疾病。

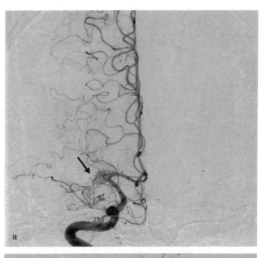

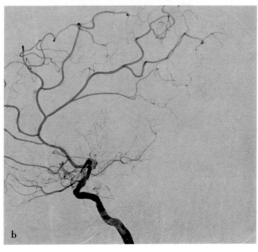

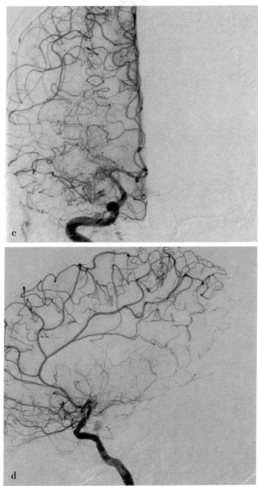

图 1.18a-d Moya-Moya 病。DSA 显示:动脉早期(a,b)大脑中动脉 M1 段骤然中断(直箭所示),与之相连的为模糊的小动脉(侧支循环);动脉晚期(c,d)显示部分大脑中动脉供血区域被源自大脑前动脉侧支循环充填

参考文献

Ganesan V et al. Conventional cerebral angiography in children with ischemic stroke. Pediatr Neurol 1999; 20: 38–42

Horn P et al. [Spontaneous occlusion of the circle of Willis (moyamoya disease). Diagnosis and therapy.] Nervenarzt 2001; 72: 406–415 [In German]

Papanagiotou P et al. [Moyamoya disease.] Radiologe 2005; 45: 466–470 [In German]

儿童缺血性脑卒中

定义

> 流行病学

近一半 15 岁以下儿童缺血性脑卒中的原因为高凝血症;动脉夹层及动脉粥样斑块为青少年缺血性脑卒中的常见原因。

> 病因、病理生理及发病机制

病因众多,包括:(1)心脏原因:左向右分流疾病;(2)出生损伤;(3)神经皮肤综合征(神经纤维瘤病、结节性硬化);(4)血管病变:水痘、系统性脉管炎(大动脉炎、川崎病、烟雾病、结节性多动脉炎);(5)高凝血症:先天性凝血异常(凝血因子 V 缺陷)、获得性高凝血症(如白血病)。

青少年患者的病因还包括滥用成瘾药物、口服避孕药。

影像学征象

> 优选方法

MRI,CT。

> CT 及 CTA 表现

需要除外脑出血;排除静脉窦血栓(三角征,空三角征);评价脑血流灌注。注意事项:需要考虑电离辐射损伤。

> MRI 表现

T2WI:病变区呈高信号。值得注意的是,婴幼儿正常脑白质为高信号,而缺血组织呈相对低信号。

T1WI:常为阴性;T2*WI:用来除外出血改变;DWI:病变区弥散受限。

➢ DSA 表现

通常不主张采用,但有助于病因诊断。

临床方面

➢ 典型表现

临床表现取决于病变部位及范围。新生儿及婴幼儿可发生癫痫,发育迟缓,厌食。

➢ 治疗选择

根据病因采取对因治疗或对症治疗;免疫抑制;功能康复。

➢ 病程与预后

取决于病变位置及范围以及对原发病的治疗。儿童预后优于成人(缘于大脑重塑机制)。

➢ 临床医生要了解的内容

缺血性卒中的病因;治疗选择;预后。

鉴别诊断

其他原因的癫痫
◇ 畸形
◇ 占位
◇ 脑皮质发育障碍

要点与盲点

不能低估梗死区域的范围。

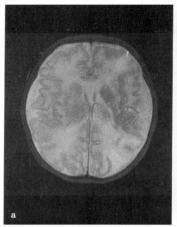

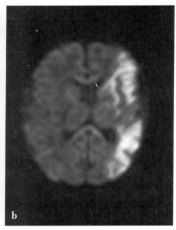

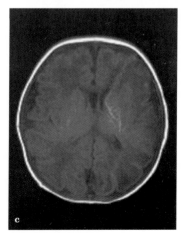

图 1.19a-c 儿童大脑中动脉供血区缺血性卒中。轴位 T2WI（a）显示梗死区为高信号，难以与未成熟脑白质的高信号相鉴别；DWI（b）上可见左大脑中动脉供血区梗死，呈明显高信号。T1WI（c）示梗死区界清（较脑实质对比为低信号）

参考文献

Atkinson DS. Computed tomography of pediatric stroke. Semin Ultrasound CT MR 2006;
　27: 207–218

Blankenberg FG et al. Neonatal intracranial ischemia and hemorrhage: diagnosis with US,
　CT, and MR imaging. Radiology 1996; 199: 253–259

Wu YW et al. Perinatal arterial stroke: understanding mechanisms and outcomes. Semin
　Neurol 2005; 25: 424–434

脑血管淀粉样变性

定义

> 流行病学

脑血管淀粉样变性占全部中风病例的 1%，而在 60 岁以上的原发性脑实质出血患者占近 20%。经常发生在阿尔茨海默病（超过 80%）及唐氏（Down）综合征患者。尸检发现将近 30% 的健康老年人患有此病。

> 病因、病理生理及发病机制

包括特发性或继发性（反应性，如长期透析或慢性感染）。淀粉样变性是一个少见病，原因为细胞外淀粉样蛋白沉积，继而导致微血管病变。可发生于血压正常的患者，导致不同年龄患者慢性脑出血。主要为皮质下出血，常发生于顶叶或枕叶，而脑干及基底节区少见。

影像学征象

> 优选方法

MRI 为首选。

> CT 表现

表现为皮层或/和皮层下出血，边界不规则，周围有水肿。出血可以破入蛛网膜下腔及脑室内。病灶无强化，除非有罕见的淀粉样瘤存在。

> MRI 表现

T2 和 T2* WI：血肿呈等或低信号；1/3 出血灶表现为

慢性、多发的"黑点",系由含铁血黄素沉积所致。70％的病例,合并局灶性或融合性脑白质病变。

T1WI:血肿信号取决于出血时期,早期为低信号,后来转为高信号。

➢ DSA 表现

未见异常或表现为无血供的危险效应。

临床方面

➢ 典型表现

急性出血造成的中风症状;痴呆。

➢ 治疗选择

一般无需治疗;若有血肿,建议手术清除。

➢ 病程与预后

病情将进行性发展。

➢ 临床医生要了解的内容

除外其他原因所致的脑出血。

鉴别诊断

高血压导致的微血管出血	◇ 高血压病史
	◇ 脑深部结构受累,如基底节区及丘脑
缺血性损伤伴微血管出血	◇ 多发含铁血黄素沉积
	◇ 出血性腔隙性脑梗死
多发海绵状血管瘤	◇ 通常有强化,爆米花状,患者通常年轻

外伤	◇ 外伤病史
出血性转移瘤	◇ 肿瘤史
	◇ 病灶有强化

要点与盲点

　　血压正常患者,发现脑叶出血时,应考虑有无脑血管淀粉样变性。

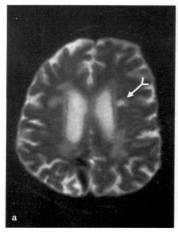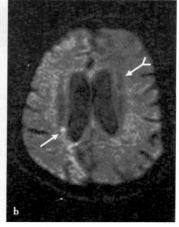

图 1.20a-c 脑血管淀粉样变性。MRI DWI(b＝0,图 a),DWI(b＝1000,图 b)及 T2* WI(图 c)。DWI(图 a,b)显示多个不同时期的腔隙性梗死灶(直箭所示)及陈旧梗死灶(分叉箭所示);T2* WI(c)显示右顶枕部有含铁血黄素沉积灶(箭头所示),呈明显低信号。

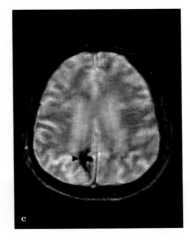

参考文献

Oide T et al. Relationship between lobar intracerebral hemorrhage and leukoencephalopathy associated with cerebral amyloid angiopathy: clinicopathological study of 64 Japanese patients. Amyloid 2003; 10: 136–143

Thanvi B, Robinson T. Sporadic cerebral amyloid angiopathy—an important cause of cerebral haemorrhage in older people. Age Ageing 2006; 35: 565–571

Yoshimura M et al. Dementia in cerebral amyloid angiopathy: a clinicopathological study. J Neurol 1992; 239: 441–450

自发性颅内出血

定义

非外伤性颅内出血。

➤ 流行病学

自发性颅内出血的发生率为 12～15/100 000，而且，年龄每增加 10 岁，发病率增长 1 倍。

➤ 病因、病理生理及发病机制

病因包括：高血压、脑血管淀粉样变性、肿瘤、AVM、凝血障碍（医源性，如抗凝治疗；内源性的，如白血病）、血管炎、静脉窦血栓以及动脉瘤。

影像学征象

➤ 优选方法

CT 和 MRI。

➤ CT 表现

脑实质内边界清晰高密度灶，随时间的延长病灶边缘密度逐渐减低；可伴脑室内、蛛网膜下腔及硬膜下出血。

➤ MRI 表现

T2 及 T2* WI：出血灶为低信号，可伴磁敏感伪影；T1WI：开始为低信号灶，逐渐演变为高信号。

➤ DSA 表现

常为阴性。

临床方面

> 典型表现

表现为急性神经系统症状,取决于血肿部位。

> 治疗选择

保守治疗;但出现显著占位效应时,建议外科手术清除血肿。

> 病程与预后

神经系统症状通常可恢复良好;但有再发出血的危险。

> 临床医生要了解的内容

出血范围;病因;重要脑区是否受累;继发性脑积水风险;出血复发的风险。

鉴别诊断

肿瘤继发出血	◇ 肿瘤病史
	◇ 出血部位
血管畸形	◇ 流空效应
	◇ 不典型部位
	◇ 早期静脉引流
淀粉样血管病	◇ 通常位于脑叶
	◇ 患者年龄

要点与盲点

避免错误解释病因。

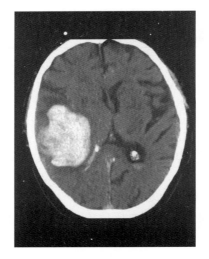

图 1.21 自发性颅内出血。CT 显示右颞叶内明显的高密度出血灶,伴占位效应,而且出血破入右侧脑室

参考文献

Pantazis G et al. Early surgical treatment vs conservative management for spontaneous supratentorial intracerebral hematomas: a prospective randomized study. Surg Neurol 2006; 66: 492–501

Skidmore CT, Andrefsky J. Spontaneous intracerebral hemorrhage: epidemiology, pathophysiology, and medical management. Neurosurg Clin North Am 2002; 13: 281–288

Wu G et al. Spontaneous intracerebral hemorrhage in humans: hematoma enlargement, clot lysis, and brain edema. Acta Neurochir Suppl 2006; 96: 78–80

高血压性脑出血

定义

> 流行病学

半数以上脑出血的原因为高血压；在高血压和自发性出血的患者中，10％～15％患者的发病根本原因为动脉瘤或 AVM。

> 病因、病理生理及发病机制

急性出血是由于高血压危象，而慢性出血是因血管壁退行性改变。

－慢性高血压导致血管壁的退行性改变，包括动脉粥样硬化及纤维素样坏死，伴或不伴动脉瘤。血压的突然升高导致穿支动脉破裂，最可能的是管壁的微动脉瘤破裂。因此，高血压性脑出血常发生在基底节区。

影像学征象

> 优选方法

CT 为首选方法，当出血原因不明确时，可行 MRI 或 MRA。

> CT 表现

CT 平扫显示椭圆形或不规则形、边界清晰的高密度灶；通常位于壳核与岛叶之间，或者丘脑、脑桥内。血肿可以破入脑室系统，继而造成脑积水。血肿可引发脑疝。

> MRI 表现

T2WI 及 T2* WI:巨大的低信号区;随时间延长可出现磁敏感伪影。慢性高血压可出现多发低信号灶。

T1WI:高信号区;增强扫描强化仅用于鉴别其他原因出血,如 AVM 或肿瘤。

> DSA 表现

大部分阴性,可显示血肿的占位效应。

临床方面

脑出血的临床症状与脑缺血难以区分,主要取决于血肿范围及部位。可发生意识丧失;颅内高压症状(恶心、呕吐、头痛);血肿位于脑叶可诱发癫痫。

鉴别诊断

基底节区血肿:

凝血异常	◇ 病史
	◇ 凝血因子检测
出血性肿瘤	◇ MRI 信号混杂
	◇ 增强扫描瘤体强化
滥用药物	◇ 病史
	◇ 药物筛查

脑叶出血:

AVM 血栓,硬脑膜动静脉瘘	◇ 年轻患者,典型影像学征象

皮层静脉血栓	◇ MRV 证实
多发小灶性出血:	
海绵状血管瘤或毛细血管扩张	◇ 多发
	◇ 通常为微量出血;
	◇ 脊髓受累
脑血管淀粉样变性	◇ 老年患者
	◇ 血压正常
	◇ 痴呆

➤ 治疗选择

保守治疗;脑室内出血时要行脑室引流;有明显占位效应时,需要行外科减压术。

➤ 病程与预后

预后取决于出血部位和范围。大量出血并破入脑室时,致死率很高。约 35% 幸存者有严重的功能障碍。

➤ 临床医生要了解的内容

出血严重程度;脑室是否受累;有无脑疝征象;除外其他病因。

要点与盲点

误诊出血原因。

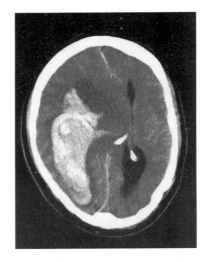

图 1.22 高血压出血。CT 平扫显示右基底节区大片状高密度灶，界限清晰，周围伴明显水肿和脑疝改变

参考文献

Ferro JM. Update on intracerebral haemorrhage. J Neurol 2006; 253: 985–999

Huttner HB et al. Influence of intraventricular hemorrhage and occlusive hydrocephalus on the long-term outcome of treated patients with basal ganglia hemorrhage: a case-control study. J Neurosurg 2006; 105: 412–417

Woo D et al. Effect of untreated hypertension on hemorrhagic stroke. Stroke 2004; 35: 1703–1708

微血管缺血

定义

> 别名

小动脉硬化；小血管病，微血管病；室周脑白质病。严重者：Binswanger 病；皮质下小动脉硬化性脑病。

> 流行病学

血管源性痴呆是痴呆的第三大原因。

> 病因、病理生理及发病机制

较皮层血管相比，脑实质内中等粗细的、长传支动脉对血压波动更为敏感，其周围环境限制了血管的自主调节，且不易形成侧支循环。

影像学征象

> 优选方法

MRI。

> CT 表现

脑实质内多发低密度灶，多分布于脑室旁白质，可相互融合，边界模糊。

> MRI 表现

T2WI：脑室周围斑点状和/或结节状高信号区，边界清晰。

T1WI：边界清晰的斑点状和/或结节状低信号灶，但不如 T2WI 显示的清晰。

　　MRA：偶见颅内或颅外血管狭窄。

➤ DSA 表现

　　颅内或颅外小或大血管管腔狭窄。

临床方面

➤ 典型表现

　　一般表现：无症状或发生短暂性脑供血发作。严重表现：痴呆，延髓麻痹，和/或运动症状。

➤ 治疗选择

　　一般表现者无需治疗；预后较好。抗凝抑制剂预防治疗。严重表现者需要对可能存在的高血压进行治疗。

➤ 病程与预后

　　病情进行性加重。

➤ 临床医生要了解的内容

　　脑白质损伤的范围；除外其他类型的脑缺血。

鉴别诊断

多发性硬化　　　　　　◇ 年轻患者多见；

　　　　　　　　　　　◇ 可能累及脊髓；

　　　　　　　　　　　◇ 脑脊液化验改变

明显扩大的血管周围间隙　◇ 增强扫描病灶中心强化

要点与盲点

　　可能被误诊为多发性硬化。

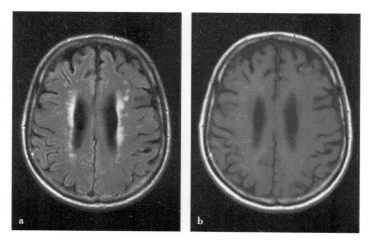

图 1.23 a,b 微血管缺血。轴位 FLAIR 示脑室周围结节状高信号灶,部分融合成斑片(a);T1WI 病灶呈低信号(b)

参考文献

Enzinger C et al. Progression of cerebral white matter lesions—clinical and radiological considerations. J Neurol Sci 2007; 15: 5–10

Guermazi A et al. Neuroradiological findings in vascular dementia. Neuroradiology 2007; 49: 1–22

Matsusue E et al. White matter changes in elderly people: MR-pathologic correlations. Magn Reson Med Sci 2006; 5: 99–104

脑动脉粥样硬化

定义

➢ 流行病学

脑动脉粥样硬化是多因素系统性疾病，是造成脑缺血的第二位常见原因，居心脏或颈内动脉血栓形成之后。

➢ 病因、病理生理及发病机制

脑动脉粥样硬化的危险因素包括高脂血症及高胆固醇血症。脑动脉粥样硬化是动脉内膜的退行性改变：血清脂肪、胶原纤维、巨噬细胞及血液成分在血管壁中过度积聚，最终形成内膜溃疡及血栓；管腔继发进行性狭窄。栓子可脱落、随血流播散。管腔可发生狭窄后扩张及梭形动脉瘤。

影像学征象

➢ 优选方法

MRA、CTA、DSA。

➢ CT 表现

脑腔隙性梗死；脑白质病变。CTA 显示受累动脉管腔不规则狭窄伴管壁钙化。

➢ MRI 表现

T2WI：受累动脉血管的流空信号减低或消失。白质内高信号，提示腔隙性梗死及脑白质病变。T1WI：常表现正常。

MRA：受累动脉管腔狭窄或扩张，管壁不规则。注意：狭窄程度经常可能被高估。

➢ DSA 表现

受累动脉管腔狭窄,管腔不规则;颅内动脉迂曲扩张少见。

临床方面

➢ 典型表现

责任动脉支配区的中风或短暂性缺血发作(TIA)表现。

➢ 治疗选择

控制饮食;身体锻炼。抗凝治疗及药物降脂。严重狭窄者,需要行支架植入血管成形术或者颈外或颈内动脉旁路术。

➢ 病程与预后

如无积极治疗,病情将逐渐加重,预后较差;但是,治疗仅能适度改善病情。

➢ 临床医生要了解的内容

动脉狭窄的鉴别诊断,病变血管的狭窄程度。

鉴别诊断

血管痉挛	◇ 蛛网膜下腔出血
血管炎及动脉炎	◇ 小动脉病变
	◇ 经常发生出血
Moya-Moya	◇ 脑底部动脉稀少
	◇ "烟雾征"
动脉夹层	◇ 壁内血肿
	◇ 有时可见内膜片

要点与盲点 ┼ -

MRA 可能过高估计血管狭窄程度。

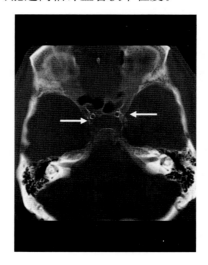

图 1.24 颅内动脉粥样硬化。CT 平扫显示双侧
颈内动脉管壁钙化（箭头所示），骨窗显示比软组
织窗更清晰

参考文献

Lernfelt B et al. Cerebral atherosclerosis as predictor of stroke and mortality in representative elderly population. Stroke 2002; 33: 224–229

Suwanwela NC, Chutinetr A. Risk factors for atherosclerosis of cervicocerebral arteries: intracranial versus extracranial. Neuroepidemiology 2003; 22: 37–40

Zaidat OO et al. Asymptomatic middle cerebral artery stenosis diagnosed by magnetic resonance angiography. Neuroradiology 2004; 46: 49–53

急性脑缺血损伤

定义

➢ 流行病学

急性脑缺血是世界范围内引起患者严重功能障碍或死亡的最常见原因,也最常见的造成患者长期功能障碍的原因。

➢ 病因、病理生理及发病机制

3/4 病例由颅内动脉栓塞所致。脑实质因缺氧及缺乏营养而造成损伤、甚至死亡(梗死)。

影像学征象

➢ 优选方法

CT,MRI。

➢ CT 表现:首先要除外脑出血。

早期表现:近半数病例可出现致密大脑中动脉征;病变区皮髓质界限消失;豆状核轮廓模糊;岛叶低密度带;脑回水肿,脑沟变窄;病变区低密度灶;可合并脑出血(24～48小时)。

晚期表现:脑梗死、软化。

CTA:责任供血动脉主干闭塞。

CT 灌注:病变区血流灌注降低(达峰时间延长)。

➢ MRI 表现

T2WI:病变区呈高信号;T1WI:早期可为阴性,晚期病灶呈低信号。

DWI:病变区弥散受限,呈高信号,ADC 值降低。

PWI:25%的缺血性损伤仅在 PWI 上呈阳性,或者 PWI 上显示的缺血范围比 DWI 大(不匹配)。在急性期,缺血半暗带改变可以恢复。

$T2^*WI$:合并出血后,皮质呈低信号。

➢ DSA 表现

不作为常规检查手段,建议仅在需要溶栓治疗时使用。

临床方面

➢ 典型表现

取决于病变血管及脑缺血部位。

➢ 治疗选择

缺血性发作 3 小时以内,建议采用系统性静脉溶栓;前循环缺血性发作在 3~6 小时,椎基底动脉缺血在 3 小时以上,建议进行局部动脉内溶栓。必要时行器械取栓。酌情采取使用支架或不使用支架的血管成形术。缺血超过 6 小时,建议肝素化治疗。此外,需要进行功能恢复锻炼;控制危险因素;药物抗凝治疗。

➢ 病程与预后

取决于缺血损伤的范围、部位以及患者的年龄。

➢ 临床医生要了解的内容

除外脑出血;缺血损伤的时间;可逆性及不可逆性损伤面积。

鉴别诊断

其他具有大脑中动
脉致密征的疾病

◇ 动脉粥样硬化（与对侧相比）

◇ 高血细胞比容，脱水

◇ 与低密度脑实质相比，血管密度相
对性增高

要点与盲点

不能忽视脑缺血损伤的早期表现。

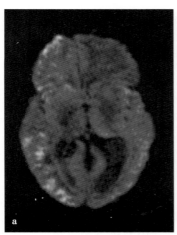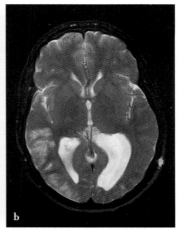

图 1. 25a, b 右侧颞枕叶急性缺血性损伤。DWI(b＝1000)图显示
病变区弥散受限，呈高信号(a)；T2WI 可见相应区域皮层水肿(b)

参考文献

Adams HP et al. Guidelines for the early management of patients with ischemic stroke: a scientific statement from the Stroke Council of the American Stroke Association. Stroke 2003; 34: 1056–1083

Fiebach JB et al. Stroke magnetic resonance imaging is accurate in hyperacute intracerebral hemorrhage: a multicenter study on the validity of stroke imaging. Stroke 2004; 35: 502–506

von Kummer R et al. Acute stroke: Usefulness of early CT findings before thrombolytic therapy. Radiology 1997; 205: 327–333

Sunshine JL. CT, MR imaging, and MR angiography in the evaluation of patients with acute stroke. J Vasc Interv Radiol 2004; 15: 47–55

囊状动脉瘤

定义

囊状动脉瘤系动脉管壁球形扩张,常位于血管分叉处。70%～75%囊性动脉瘤单发,25%～30%多发。

➢ 流行病学

囊状动脉瘤的尸检发现率0.4%～10%(存在种族差异)。85%囊状动脉瘤发生于前循环,15%发生于后循环;其中,30%～35%发生于前交通动脉,20%发生于大脑中动脉,15%位于椎基底动脉。

➢ 病因、病理生理及发病机制

病因通常为动脉粥样硬化,血流动力学改变造成的血管壁损伤;少数原因为外伤及感染。

危险因素包括高血压、Willis环解剖变异、吸烟、酗酒、抗凝治疗及口服避孕药。

血压突然显著增高将增加动脉瘤破裂的危险。在Ehlers-Danlos综合征Ⅳ型、神经纤维瘤病Ⅰ型、肌纤维结构不良以及常染色体显性遗传肾变性中,动脉瘤有家族性发病及遗传倾向。

影像学征象

➢ 优选方法

CTA、MRI和DSA。

> CT 表现

通常为阴性；CTA 对检出动脉瘤非常敏感。

> MRI 表现

T2WI：血管流空的圆形病灶，与邻近大脑动脉密切相连；

T1WI：平扫可为阴性；增强扫描后可见与动脉同步强化的圆形结构；

MRA：对动脉瘤显示敏感，但对动脉瘤体积常常低估。

> DSA 表现

能够提供动脉瘤最可靠的信息，包括大小、结构（分叶状或非分叶状）、瘤颈宽度及与邻近血管关系。同时，可以显示其他小动脉瘤。3D 旋转血管造影能够提供精确的血管结构信息。DSA 检查可与血管内治疗同步进行，不建议行单纯以诊断为目的 DSA 检查，尤其可以使用 CTA 和/或 MRI 时。

临床方面

> 典型表现

可无临床表现而偶然发现。动脉瘤破裂时，可导致蛛网膜下腔出血，偶尔出现"雷击状"头痛或早期意识丧失。有自主神经症状，包括大汗、呕吐、血压起伏以及体温、脉搏和呼吸波动。患者可能存在定向障碍；可能出现脑膜刺激征；局部神经功能障碍少见。

> 治疗选择

对于急性蛛网膜下腔出血患者，可进行铂线圈选择性血管内栓塞治疗。对于偶然发现的小动脉瘤（<5mm，

非分叶状),建议定期随诊,直至其大小达到介入治疗的指征。应控制危险因素(戒烟,稳定血压,停用抗凝药物)。急性、大量出血病例需要立即进行引流,并对动脉瘤行神经外科切除或结扎。酌情行动脉瘤选择性手术切除及结扎。

➢ 病程与预后

本病的入院前死亡率为 35%,而院内死亡率为 25%。50% 的生存者有永久性损伤。预后取决于蛛网膜下腔出血范围、临床后遗症(Hunt and Huss 分级)以及可能的并发症,如血管痉挛和脑积水。动脉瘤在治疗后可复发。

➢ 临床医生要了解的内容

动脉瘤的大小、瘤颈宽度、形态以及介入治疗指征。

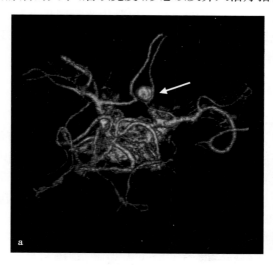

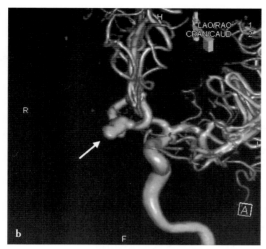

图 1. 26 a-c 囊状动脉瘤(箭头)。CTA 三维重建(a)和 DSA 三维重建(b)分别显示前交通动脉瘤；MRA 显示左大脑后动脉起始部动脉瘤(c)

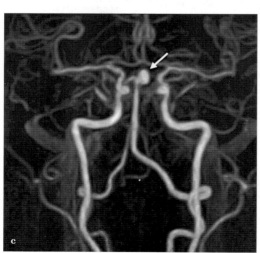

鉴别诊断

血管悬吊	◇ 多角度观察
	◇ 建议采用 3D 旋转血管造影
其他原因(外伤或特发性)蛛网膜下腔出血	◇ 病史
	◇ CTA 或 MRA 可除外动脉瘤
中脑周围非动脉瘤性出血	◇ 约占 10% 的蛛网膜下腔出血;
	◇ 注意 DSA 的静脉相表现
可卡因滥用	◇ 病史
	◇ 药物筛查
颅内 AVM	◇ 早期静脉引流

要点与盲点

不要将动脉瘤误诊为血管悬吊;仅从固定角度观察可能遗漏动脉瘤。

参考文献

Adams WM et al. The role of MR angiography in the pretreatment assessment of intracranial aneurysms: A comparative study. AJNR Am J Neuroradiol 2000; 21: 1618–1628

Johnston SC et al. Endovascular and surgical treatment of unruptured cerebral aneurysms: Comparison of risks. Ann Neurol 2000; 48: 11–19

Wiebers DO, International Study of Unruptured Intracranial Aneurysms Investigators. Unruptured intracranial aneurysms: Natural history, clinical outcome, and risks of surgical and endovascular treatment. Lancet 2003; 362: 103–110

Yong-Zhong G, van Alphen HA. Pathogenesis and histopathology of saccular aneurysms: Review of the literature. Neurol Res 1990; 12: 249–255

巨大动脉瘤

定义

巨大动脉瘤是指瘤体最大径超过 25mm 的动脉瘤。

➢ 流行病学

巨大动脉瘤占所有动脉瘤的 5％～8％。

➢ 病因、病理生理及发病机制

60％的巨大动脉瘤发生在颈内动脉（通常在海绵窦段）；40％瘤壁发生钙化。

影像学征象

➢ 优选方法

DSA 为首选。

➢ CT 表现

沿动脉走行的巨大圆形结构，与动脉同步的、明显均匀强化，并可见瘤壁钙化。

➢ MRI 表现

T2WI：沿动脉走行的巨大圆形结构，因流空效应而呈低信号；周围脑实质常无高信号水肿区。

T1WI：巨大的、圆形低信号结构（流空效应）；动脉瘤内可出现血栓，常表现为边缘高信号带。

T1WI 增强扫描：动脉瘤腔明显强化，而血栓不强化。

MRA:动脉瘤内湍流可导致动脉瘤显示过小,特别是在 TOF 序列上造成信号丢失。

➤ DSA 表现

可显示巨大动脉瘤及其起源血管。

临床方面

➤ 典型表现

可发生蛛网膜下腔出血,占所有患者的 25%～35%。临床症状包括占位效应(占所有病例的 75%)、颅内出血、或因动脉瘤内血栓播散造成的栓塞;头痛。

➤ 治疗选择

对巨大动脉瘤而言,手术切除或线圈栓塞瘤体通常都很困难。线圈栓塞后经常发生动脉瘤再通。使用球囊或线圈栓塞起源动脉也可供选择。

➤ 病程与预后

因为治疗困难故而预后不佳;经常发生动脉瘤再通;局部占位效应。

➤ 临床医生要了解的内容

要除外其他病变;治疗方案的选择。

鉴别诊断

脑膜瘤	◇ "脑膜尾"征
	◇ DSA 显示肿瘤染色
神经鞘瘤	◇ 起源于颅神经

梭形动脉瘤

◇ 瘤体为宽基底

◇ 通常无钙化

◇ 无占位效应

要点与盲点 -

易被误诊为脑膜瘤、神经鞘瘤、梭形动脉瘤。

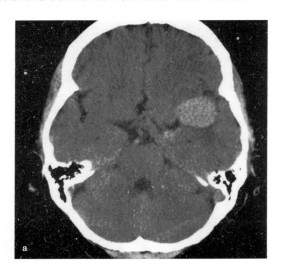

图 1.27a-c 巨大动脉瘤。CT 平扫(a)可见一个沿左侧大脑中动脉走行的、巨大的、略高密度的动脉瘤。DSA后前位片显示在动脉早期动脉瘤内有对比剂部分充填(b);侧位片示动脉晚期,瘤腔内对比剂因退出缓慢而仍有存留(c)

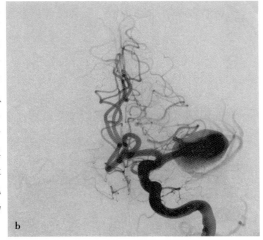

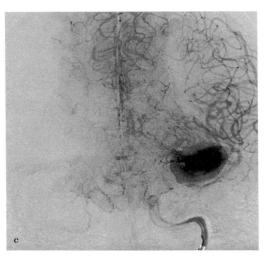

参考文献

Blanc R et al. Delayed stroke secondary to increasing mass effect after endovascular treatment of a giant aneurysm by parent vessel occlusion. AJNR Am J Neuroradiol 2001; 22: 1841–1843

梭形动脉瘤

定义

梭形动脉瘤是指受累动脉迂曲、延长并扩张,但不伴有瘤颈。

> 流行病学

最常见部位:椎动脉远端、基底动脉、大脑后动脉 P1 段及颈内动脉床突上段。

> 病因、病理生理及发病机制

动脉粥样硬化是其最常见原因;少见原因包括免疫抑制(HIV 感染),病毒感染(水痘)或胶原病。

影像学征象

> 优选方法

DSA 为首选。

> CT 表现

受累动脉梭形扩张,边缘钙化。

> MRI 表现

T2WI 显示受累动脉梭形扩张,有流空效应。MRA 可显示瘤腔内的湍流信号。T1WI 增强扫描对动脉瘤显示最佳。

> DSA 表现

受累动脉局部梭形扩张,无明显瘤颈。

临床方面

➤ 典型表现

通常表现为短暂性脑缺血发作或卒中;蛛网膜下腔出血不常见。

➤ 治疗选择

因为无瘤颈故而血管内治疗非常困难;建议行支架置入用于血管重塑。一些特定的病例,可能需要栓塞整个病变动脉;偶尔需要行神经外科手术治疗。

➤ 病程与预后

病情通常进行性加重,导致严重的功能障碍或死亡。

➤ 临床医生要了解的内容

需要与可治疗的动脉瘤相鉴别;病变血管的范围;是否对周围结构有占位效应,如脑干。

鉴别诊断

椎基底动脉迂曲扩张	◇ 非真性动脉瘤
	◇ 整个血管具有扩张倾向
巨大动脉瘤	◇ 可见动脉瘤颈

要点及盲点

可能被误诊为椎基底动脉迂曲扩张或巨大动脉瘤。

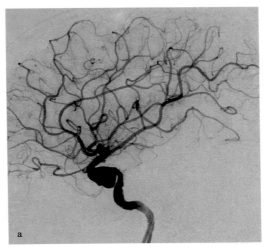

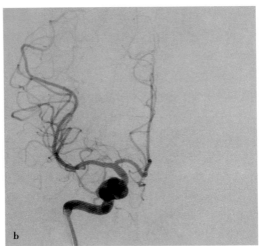

图 1.28a,b 梭形动脉瘤。DSA 侧位（a）及后前位（b）显示颈内动脉海绵窦段梭形动脉瘤

参考文献

Drake CG, Peerless SJ. Giant fusiform intracranial aneurysms: Review of 120 patients treated surgically from 1965 to 1992. J Neurosurg 1997; 87: 141–162

真菌性动脉瘤

定义

更恰当的称呼应改为"感染性动脉瘤",动脉瘤是"细菌性"还是"真菌性"仅仅是基于病原学命名。

➢ 流行病学
真菌性动脉瘤占所有动脉瘤的 2‰~3‰。

➢ 病因、病理生理及发病机制
化脓性栓子随血流播散到达颅内动脉;白细胞浸润血管壁,直至中膜,引起血管壁破坏。动脉瘤经常发生在大脑中动脉远端多个分支。

细菌性动脉瘤可在化脓性栓子形成的 24 小时之内形成,病原体经常是寄生在心脏瓣膜上、造成心内膜炎的链球菌。少数为真菌感染,真菌性动脉瘤经常是缘于颅面部真菌感染,通常是在几个月以后形成。

影像学征象

➢ 优选方法
DSA。

➢ CT 表现
可表现为蛛网膜下腔出血;偶尔在颅内动脉远侧分支走行区见圆形强化灶。

➢ MRI 表现
T2WI:蛛网膜下腔内低信号(流空效应)的小圆形结

构;T1WI:增强后可见位于沿着动脉远侧分支的小圆形强化灶。

> DSA 表现

可见沿颅内动脉远侧分支的小的瘤样突起。

临床方面

> 典型表现

动脉瘤破裂造成蛛网膜下腔出血,出现剧烈头痛。

> 治疗选择

抗菌或抗真菌药物治疗;由于此类动脉瘤破裂概率很高,禁止行血管内及神经外科治疗;大量蛛网膜下腔出血造成占位效应时,需要外科减压。

> 病程与预后

抗菌药物治疗后瘤体可退化或消失。动脉瘤破裂将导致大量蛛网膜下腔出血。

> 临床医生要了解的内容

需要除外非感染性动脉瘤及其他病变。

鉴别诊断

囊状动脉瘤	◇ 倾向发生于动脉近端
脑膜瘤	◇ "脑膜尾"征
	◇ 显著强化
胶质瘤	◇ 不发生在蛛网膜下腔
	◇ DSA 上,无对比剂充盈

要点及盲点

不能漏诊动脉瘤。禁止行血管内治疗。

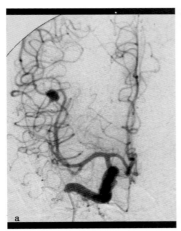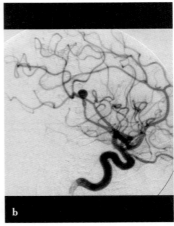

图 1.29a,b 真菌性动脉瘤。DSA 后前位片（a）及侧位片（b）显示沿大脑中动脉远侧分支的小动脉瘤

参考文献

Barrow DL, Prats AR. Infectious intracranial aneurysms: Comparison of groups with and without endocarditis. Neurosurgery 1990; 27: 562–572

Brust JC et al. The diagnosis and treatment of cerebral mycotic aneurysms. Ann Neurol 1990; 27: 238–246

大静脉窦及脑静脉血栓

定义

> 流行病学

静脉窦及脑静脉血栓占所有急性脑损伤的 1%。

> 病因、病理生理及发病机制

感染性与化脓性病因，如中耳炎症；其他常见原因有外源性激素、凝血异常、产后或外伤后；偶尔为特发性。

影像学征象

> 优选方法

MRV 为首选。

> CT 表现

以往主要用来除外出血性病变。静脉窦及脑静脉血栓的主要 CT 平扫表现为弥漫性或局限性脑水肿，静脉窦低密度灶以及合并出血性梗死。CT 增强后表现局部脑实质血流瘀滞；静脉窦内充盈缺损，即"空三角征"，以及侧支静脉出现。

> MRV 表现

血栓信号取决于其形成时间；MRV 可直接显示栓塞的血管；典型的"空三角征"，常见于急性窦汇血栓。

> DSA 表现

仅当既往其他检查诊断不明确时采用 DSA。

临床方面

➤ 典型表现

可能无症状。临床症状取决于病变静脉位置及静脉引流区损伤的范围,主要包括颅内压增高(头痛、恶心、呕吐),局部症状包括偏侧症状及局部癫痫发作;严重者发生昏迷及死亡。

➤ 治疗选择

系统性肝素注射治疗;特殊病例需要血管内溶栓。

➤ 病程与预后

半数病例会发展为出血性梗死。

➤ 临床医生要了解的内容

除外其他原因。

鉴别诊断

先天性解剖变异-横窦发育不全	◇ 对比冠状位及轴位图像
蛛网膜颗粒所致充盈缺损假象	◇ "病灶"的近段及远段静脉窦均正常

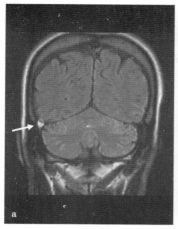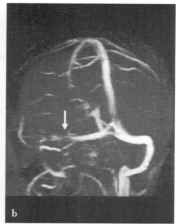

图 1.30a,b 硬脑膜静脉窦血栓。冠状位 Flair(a)显示右侧横窦因血栓形成导致闭塞而呈现为高信号（直箭所示）；静脉 TOF MRA 像(b)显示右侧横窦远段突然中断（直箭所示）

参考文献

Ayanzen RH et al. Cerebral MR venography: normal anatomy and potential diagnostic pitfalls. AJNR Am J Neuroradiol 2000; 21: 74–78

Ferro JM et al. Interobserver agreement in the magnetic resonance location of cerebral vein and dural sinus thrombosis. Eur J Neurol 2007; 14: 353–356

Khandelwal N et al. Comparison of CT venography with MR venography in cerebral sinovenous thrombosis. AJR Am J Roentgenol 2006; 187: 1637–1643

动脉瘤患者治疗后影像

定义

使用银夹或铂线圈闭塞动脉瘤后,需要随诊评价治疗效果,以除外动脉瘤复发或其他部位有无新发动脉瘤。

影像学征象

➢ 优选方法

DSA 为首选。

➢ CT 或 CTA 表现

金属伪影会干扰影像质量。

➢ MRI 表现

注意:铁磁性动脉瘤夹将干扰 MR 检查;而铂线圈可产生热效应。

T2WI:动脉瘤再通会出现流空效应;T1WI:可正常;再通的动脉瘤可强化。

MRA 表现:可发现动脉瘤再通,或检出直径>3mm 的新发动脉瘤。

➢ DSA 表现

能显示动脉瘤再通或新发的动脉瘤。

临床方面

➢ 典型表现

出现术后表现或介入治疗后表现,往往在蛛网膜下腔出血后或选择性介入治疗后。

➢ 治疗选择

再次介入治疗。

➢ 病程与预后

动脉瘤再通或新发动脉瘤可能造成蛛网膜下腔出血再次发生。据报道,原发性蛛网膜下腔出血行线圈栓塞动脉瘤治疗后,需要再次治疗的概率高达 17%,而金属夹夹闭后的再次治疗率为 4%。

➢ 临床医生要了解的内容

动脉瘤闭塞后有无再通;新发动脉瘤。

鉴别诊断

有血栓的动脉瘤 　　◇ 动脉瘤内血栓的 MRI 表现与动脉瘤再通相似

◇ CT 或 MRI 上,动脉瘤再通可能为金属伪影掩盖

要点与盲点

在影像上,不能遗漏动脉瘤再通或一个新的动脉瘤。动脉瘤再通可被 CT 或 MRI 金属伪影遮盖。

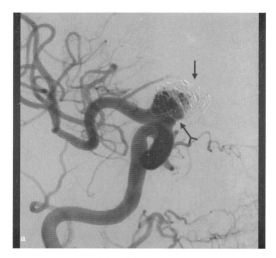

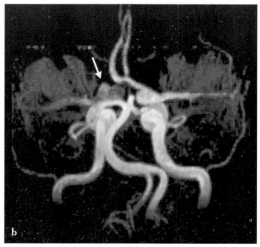

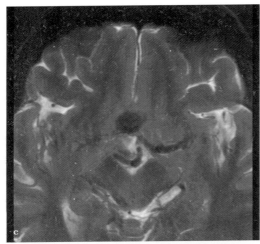

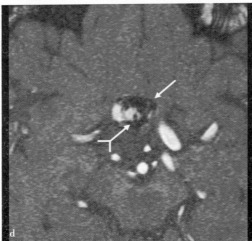

图 1.31a-d 颈内动脉瘤线圈栓塞术后。DSA（a）显示紧密的铂线圈（直箭所示）及动脉瘤部分再通（叉状箭所示）。轴位 TOF-MRA 序列 MIP 像（b）显示铂线圈及再通（直箭）几乎无法区分。轴位 T2WI（c）可见整个动脉瘤呈低信号，无法区分铂线圈充填的部分与再通的区域。TOF 序列原始图像可区分高信号的再通部分（叉状箭所示）及低信号的被铂线圈充填部分（直箭所示）

参考文献

Campi A et al. Retreatment of ruptured cerebral aneurysms in patients randomized by coiling or clipping in the International Subarachnoid Aneurysm Trial (ISAT). Stroke 2007; 38: 1538–1544

Cloft HJ et al. Observer agreement in the assessment of endovascular aneurysm therapy and aneurysm recurrence. AJNR Am J Neuroradiol 2007; 28: 497–500

Grunwald IQ et al. Recanalization after endovascular treatment of intracerebral aneurysms. Neuroradiology 2007; 49: 41–47

van der Schaaf IC et al. Multislice computed tomography angiography screening for new aneurysms in patients with previously clip-treated intracranial aneurysms: Feasibility, positive predictive value, and interobserver agreement. J Neurosurg 2006; 105: 682–688

颈外-颈内动脉旁路

定义

颈外-颈内动脉旁路是将颈外动脉的一个分支(通常为颞浅动脉)与颈内动脉的一个分支(通常为大脑中动脉)进行手术吻合。适应证:颈内动脉或大脑中动脉闭塞。

影像学征象

> 优选方法
MRA 或 CTA。

> 彩色多普勒超声
很好的、无创性随诊方法。

> CT 征象
表现为小块颞骨切除术后改变。

> CTA 征象
能够显示旁路血管,对其检出的敏感性取决于血流状态。

> MRI 征象
可检测到穿过颅骨缺如部位的流空信号。

> DSA 表现
对旁路血管的显示非常敏感。

临床方面

> 典型表现
颈外-颈内动脉旁路术后要行随诊检查。

➤ 治疗选择

需要再次介入治疗。

➤ 病程与预后

取决于原发性病变,如:颈动脉或大脑中动脉闭塞。

➤ 临床医生要了解的内容

旁路血管是否通畅;组织血流灌注是否充足;有无合并梗死。

要点与盲点

不要错误解读颅骨缺如处的血液流空现象。不能将大脑中动脉充盈延迟误诊为 EC/IC 旁路供血不足。

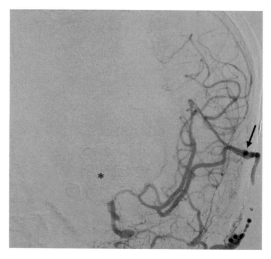

图 1.32 EC/IC 旁路。DSA 冠状位显示大脑中动脉经颈外动脉供血;并可见颈内动脉末端有一个线圈栓塞的动脉瘤(星号所示)

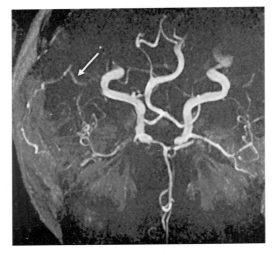

图 1.33 MRA 可见右侧大脑中动脉与颞浅动脉之间的 EC/IC 旁路（直箭所示）

参考文献

Horn P et al. Evaluation of extracranial-intracranial arterial bypass function with magnetic resonance angiography. Neuroradiology 2004; 46: 723–729

McDowell F, Flamm ES. EC/IC bypass study. Stroke 1986; 17: 1–2

2. 脊髓血管

脊髓动静脉畸形

定义

➢ 流行病学

脊髓动静脉畸形症状出现在 10～30 岁之间。

➢ 病因、病理生理及发病机制

脊髓动、静脉出现异常吻合，并存在异常血管团或/和动静脉瘘。表浅 AVM 由软脑膜动脉供血；深部 AVM 由脊髓前、后动脉供血。病变的严重程度随 AVM 的大小、流量而不同。AVM 可多发；也可能有供血动脉狭窄或动脉瘤，以及引流静脉的扩张与狭窄的出现。

影像学征象

➢ 优选方法

MRI 为首选。

➢ 增强 CT

表现为病变脊髓内或表面有与血管强化一致的异常强化团。

➢ MRI 表现

T2WI：髓内迂曲的流空低信号及长条状高信号影；

T1WI：平扫可阴性；增强扫描见明显强化的迂曲扩张

106

的血管团。

> DSA 表现

脊髓血管造影能更准确地显示血管结构及血流，主要用于准备治疗时；建议行 DSA 检查时联合进行血管内治疗。

临床症状

> 典型表现

动脉窃血效应（缺血）或静脉瘀滞导致血流动力学障碍，包括轻瘫、出血、腰痛或神经根痛、感觉异常、性无能、膀胱及直肠功能异常。

> 治疗选择

血管内栓塞治疗；手术切除；极少建议采用放疗。

> 病程与预后

脊髓 AVM 将引起脊髓软化、水肿或萎缩。未经治疗的病例长期预后差。

> 临床医生要了解的内容

明确的诊断；除外硬脊膜动静脉瘘；供血动脉位置；栓塞治疗的部位。

鉴别诊断

髓内肿瘤、星形细胞瘤	◇ 无迂曲扩张的血管
	◇ 增强扫描无或轻度强化
	◇ 累及多个节段
室管膜瘤	◇ 显著强化
	◇ 弥漫性生长
海绵状血管瘤	◇ 无迂曲扩张的血管

要点与盲点

对临床进展缓慢的病例，可能发现较晚。

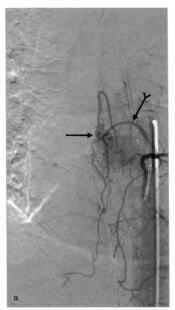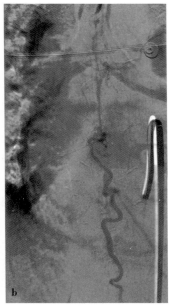

图 2. 1a,b 脊髓动静脉畸形，DSA 显示，畸形血管团（直箭所示）由神经根动脉分支供血（a，分叉箭所示），而引流静脉迂曲、扩张（b）

参考文献

Mascalchi M et al. MR angiography of spinal vascular malformations. AJNR Am J Neuroradiol 1995; 16: 289–297

Strom RG et al. Frequency of spinal arteriovenous malformations in patients with unexplained myelopathy. Neurology 2006; 66: 928–931

Thron A et al. [Spinal arteriovenous malformations.] Radiologe 2001; 41: 949–954 [In German]

脊髓动静脉瘘

定义

➢ 流行病学

脊髓动静脉瘘的临床症状出现的年龄段为 50～70 岁，85％患者为男性。

➢ 病因、病理生理及发病机制

在脊膜动脉及硬膜内静脉之间出现异常吻合。椎管内压力增高导致脊髓缺氧改变。通常发生于胸髓中段及胸腰髓结合部。

影像学征象

➢ 优选方法

MRI、DSA。

➢ CT 表现

通常为脊髓远端受累，表现为脊髓增粗；增强扫描后脊髓表面可见扩张的静脉。

➢ MRI 表现

T2WI：脊髓增粗，呈高信号；脊髓表面可见迂曲扩张的血管，呈低信号；血管周围为高信号脑脊液围绕。

T1WI：增强后，扩张的血管显著强化，脊髓也可强化。

➢ DSA

能够准确的显示异常血管结构及血流状况。

临床方面

> 典型表现

缓慢进展的脊髓感觉、运动异常,包括轻瘫、感觉异常、背痛或神经根痛、性无能、膀胱及直肠功能障碍。

> 治疗选择

可行血管内栓塞瘘管或行外科手术治疗瘘管。

> 病程与预后

经过合理的治疗,神经症状可消失。未经治疗的病例病情将逐渐加重,最终发生截瘫。

> 临床医生要了解的内容

脊髓损伤的范围;血栓形成的范围;与供血动脉及引流静脉相邻的脊髓节段情况;血栓形成的原因;有无急性或既往肺栓塞。

鉴别诊断

硬脊膜 AVM ◇ 出血常见

肌萎缩性侧索硬化 ◇ 临床鉴别

要点与盲点

根据临床病程,脊髓动静脉瘘可能被误诊为多发性硬化或椎管狭窄。

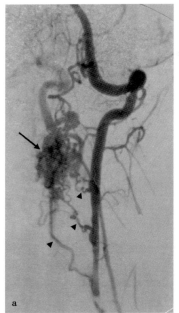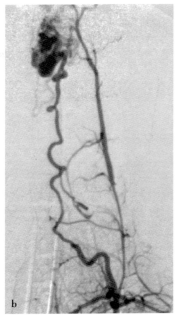

图 2. 2a, b 脊髓硬脊膜动静脉瘘。DSA 显示血管团（直箭所示）由椎动脉的脊膜支（a）以及颈升动脉（b）供血（箭头所示）

参考文献

Blehaut V et al. Spinal dural arteriovenous fistula with peri-medullary venous drainage: analysis of a series from a single centre and review of the literature. Rev Neurol (Paris) 2006; 162: 1091–1108

Bowen BC et al. Spinal dural arteriovenous fistulas: evaluation with MR angiography. AJNR Am J Neuroradiol 1995; 16: 2029–2043

Koch C et al. [Spinal dural arteriovenous fistula: clinical and radiological finding in 54 patients.] Fortschr Röngenstr 2003; 175: 1071–1078 [In German]

Thron A. [Spinal dural arteriovenous fistulas.] Radiologe 2001; 41: 955–960 [In German]

3. 头颈部血管

迷走颈内动脉

定义

> 流行病学

迷走颈内动脉是少见的血管畸形,发病率为1%。

> 病因、病理生理及发病机制

迷走颈内动脉是由于颈内动脉颈段发育不全,咽升动脉及颈鼓室动脉替代正常颈内动脉所致,表现为颈内动脉穿过中耳。

影像学征象

> 优选方法

通常为偶然发现;CT为优选方法。

> CT表现

下鼓室内软组织密度结构;颈内动脉垂直段消失;鼓室小管增宽,中耳腔及颈内动脉水平段之间的骨板缺如。

> MRA及DSA表现

异位的颈动脉进入颅底时狭窄,且较正常位置向外后方,远离颞骨岩部。

临床方面

> 典型表现

通常无症状；主要症状包括搏动性耳鸣、一侧听力缺失、耳痛、耳部胀满感。耳镜检查示通过鼓膜隐约可见红色结构。

> 治疗选择

无需治疗。

> 病程与预后

预后良好。

> 临床医生要了解的内容

耳部手术需要确认异位血管是否穿过手术野。

鉴别诊断

颈静脉球裂	◇ 颈静脉球向中耳突出
	◇ 颈静脉窝大
	◇ 下鼓室壁缺损
鼓室球瘤	◇ 中耳腔软组织密度肿物
颈静脉球瘤	◇ 颈静脉窝增宽及受侵
	◇ 偶可见颞骨岩部受侵
胆固醇肉芽肿	◇ 中耳软组织密度肿块，伴周围骨质破坏
	◇ 典型表现为 T1WI 高信号

要点与盲点

若与血管球瘤或其他中耳肿瘤混淆，会导致严重的后果。

113

参考文献

Botma M et al. Aberrant internal carotid artery in the middle-ear space. J Laryngol Otol 2000; 114: 784–787

Lo WWM et al. Aberrant carotid artery: radiologic diagnosis with emphasis on high-resolution computed tomography. RadioGraphics 1985; 5: 985–993

Sauvaget E et al. Aberrant internal carotid artery in the temporal bone. Arch Otolaryngol Head Neck Surg 2006; 132: 86–91

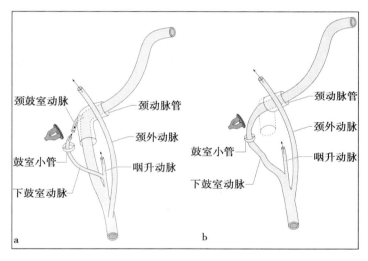

图 3. 1a, b 正常颈内动脉(a)及异位颈内动脉(b,经 Lo 等授权同意)

a,正常颈内动脉示意图:颈内动脉岩段包括垂直段与水平段。下鼓室动脉起自于咽升动脉,穿过鼓室小管,与颈鼓室动脉在鼓室岬部形成吻合;颈鼓室动脉穿过颈动脉鼓室小管

b,颈内动脉颈段发育不全示意图:下鼓室动脉与颈鼓室动脉扩张、代替了颈内动脉,颈内动脉垂直段消失

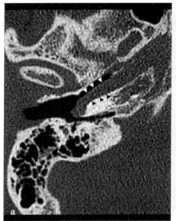
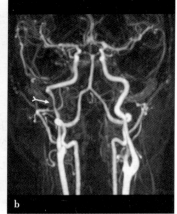
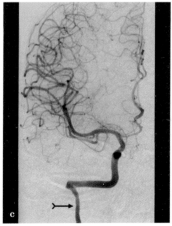

图 3. 2a-c 迷走颈内动脉。CT 轴位平扫（骨窗）显示异位的右颈内动脉水平段无骨皮质覆盖，向中耳膨出（三角箭头，a）；增强 MRA MIP（b）和 DSA（c）示异位颈内动脉垂直段（叉状箭）较对侧纤细，因为异位血管穿过鼓室小管进入颞骨岩部

颈静脉球高位

定义

> 流行病学

颈静脉球高位是颞骨岩部最常见的血管变异,发生率为 3.5%～33.5%,无性别差异。

> 病因、病理生理及发病机制

颈静脉球高位是指颈静脉球位置高于骨性耳蜗,以右侧多见;乳突气房减少或消失的价值尚有争议。

影像学征象

> 优选方法

均为偶然发现。

> CT 表现

颈静脉窝位置上移,超过骨性耳蜗,表现为颞骨岩部后方有圆形的、与颈静脉相延续的结构,伴骨皮质边缘。

> MRI 表现

颞骨岩部后方圆形、显著强化的结构;MRV 可证实颈静脉球高位。

临床方面

> 典型表现

大多数无症状。

➤ 治疗选择

无需治疗。

➤ 病程与预后

颈静脉窝的大小不会进展。

➤ 临床医生要了解的内容

桥小脑角区肿瘤术前要明确高位颈静脉球的位置及其与肿物或手术路径的关系。

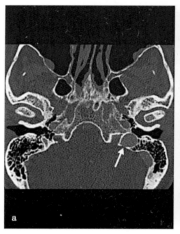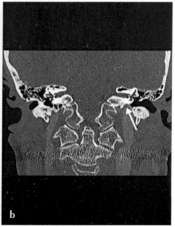

图 3.3a,b 高位颈静脉球。CT 平扫（骨窗）轴位像（a）及冠状位重建（b）示左侧颈静脉球高位（直箭所示）并突向下鼓室，与下鼓室之间有一层菲薄骨壁相隔

鉴别诊断

颈静脉球瘤	◇ 较大的肿瘤可导致颈静脉窝及颞骨岩部扩大或受侵
	◇ MRI 平扫显示"椒盐征"

117

| 颈静脉窝的神经鞘瘤 | ◇ 颈静脉窝增宽,肿瘤明显强化,无"椒盐征" |

要点及盲点

颈静脉球高位易被误诊为颈静脉窝肿瘤或局部骨质破坏。

参考文献

Atilla S et al. Computed tomographic evaluation of surgically significant vascular variations related to the temporal bone. Eur J Radiol 1995; 20: 52–56

Koesling S et al. Vascular anomalies, sutures and small canals of the temporal bone on axial CT. Eur J Radiol 2005; 54: 335–343

颈静脉球裂

定义

> 流行病学

颈静脉球裂的发生率为 $2.4\% \sim 7\%$。

> 病因、病理生理及发病机制

颈静脉球裂为血管畸形,以颈静脉球高位伴骨壁裂隙为特征。

影像学征象

> 优选方法

CT 或 MRI。

> CT 表现

软组织结构自颈静脉窝向中耳突出,且缺少骨性覆盖。

> MRI 表现

增强扫描,颈静脉球呈分叶状或长条状;MRV 显示颈静脉球向外上突入中耳。

临床方面

> 典型表现

通常无症状。症状主要包括搏动性耳鸣和因为声音传导通路损伤而导致的失聪。耳镜显示鼓室下 1/3 处有一个模糊的、圆形淡蓝色肿物。

➢ 治疗选择

无需治疗。

➢ 病程与预后

预后良好。

➢ 临床医生要了解的内容

该解剖异常为中耳手术的一个危险因素。

图 3.4 颈静脉球裂。CT 轴位平扫（骨窗）示右侧颈静脉球突入中耳，无骨性结构覆盖（直箭头所示）

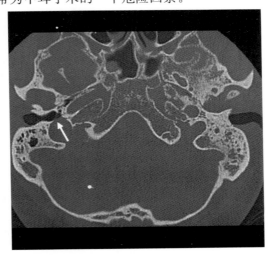

鉴别诊断

异位颈内动脉	◇ 中耳软组织密度肿物；
	◇ 颈动脉管垂直段消失；
	◇ 颈动脉管水平段缺损。
颈静脉球瘤	◇ 颈静脉窝扩大、受侵；
	◇ 肿瘤较大时，颞骨岩部受侵；
	◇ "椒盐征"。

颈静脉窝神经鞘瘤　　　◇ 颈静脉窝增宽,边缘光滑。

要点与盲点

不要与颈静脉球瘤混淆。

参考文献

Atilla S et al. Computed tomographic evaluation of surgically significant vascular variations related to the temporal bone. Eur J Radiol 1995; 20: 52–56

Hourani R et al. Dehiscence of the jugular bulb and vestibular aqueduct. J Comput Assist Tomogr 2005; 29: 657–662

Tomura N et al. Normal variations of the temporal bone on high-resolution CT: their incidence and clinical significance. Clin Radiol 1995; 50: 144–148

鼓室球瘤

定义

> 流行病学

鼓室球瘤是少见的血管球瘤；是中耳最常见的原发性肿瘤。

> 病因、病理生理及发病机制

肿瘤常局限于中耳腔；起源于鼓室岬的鼓室丛。

影像学征象

> 优选方法

CT，MRI。

> CT 表现

中耳腔内的软组织密度灶；听小骨通常不受侵；极少向后累及乳突或向前进入咽鼓管及鼻咽部。

> MRI 表现

信号典型：与肌肉相比，肿物呈 T1WI 低信号或等信号；T2WI 呈高信号，有"椒盐征"；增强后病灶明显强化。

> DSA 表现

由大动脉分支供血，肿瘤显著染色；静脉期肿瘤早期染色。

临床方面

> 典型表现

搏动性耳鸣;因声音传导通路损伤而致失聪;面神经麻痹。

> 治疗选择

微创手术切除;术前栓塞可降低术中并发症;放疗。

> 病程与预后

通常可以根治。

> 临床医生要了解的内容

确切的诊断,病灶的大小;有无介入治疗的指征。

鉴别诊断

迷走颈内动脉	◇ CT,CTA,MRI 显示颈内动脉穿过中耳
胆脂瘤	◇ 严重的骨质破坏;
	◇ 无"椒盐征";环形强化或无强化;
中耳鳞状细胞癌	◇ 严重的颞骨骨质破坏;
	◇ 起源于中耳腔及外耳道
面神经鞘瘤	◇ 沿神经走行的软组织肿块,明显强化。

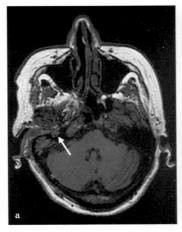

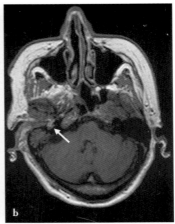

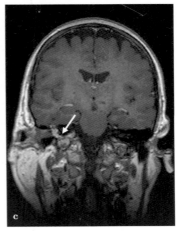

图 3.5a-c 鼓室球瘤。T1WI 平扫（a）示右侧中耳肿瘤（直箭），信号与脑组织相同（a）；T1WI 增强扫描显著强化（b,c）

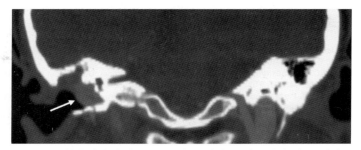

图 3.6 鼓室球瘤复发。CT 平扫冠状位重建示右侧中耳肿瘤（直箭）呈软组织信号（R. Klingebiel 博士馈赠，柏林）

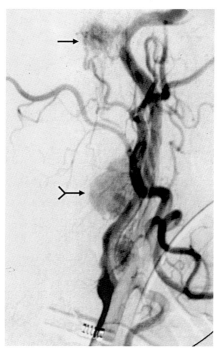

图 3.7 DSA 示鼓室球瘤（直箭）与颈动脉体瘤（分叉箭）并发

125

参考文献

van den Berg R. Imaging and management of head and neck paragangliomas. Eur Radiol 2005; 15: 1310–1318

Jackson CG. Glomus tympanicum and glomus jugulare tumors. Otolaryngol Clin North Am 2001; 34: 941–970

Rao AB et al. Paragangliomas of the head and neck: radiologic-pathologic correlation. RadioGraphics 1999; 19: 1605–1632

颈静脉球瘤

定义

> 流行病学

颈静脉球瘤是常见的血管球瘤,居第二位;发病高峰为40～60岁;女性发病率为男性的4～6倍。

> 病因、病理生理及发病机制

发生在颈静脉孔及邻近的颅底;起源于中耳腔下壁的副神经节,紧邻颈静脉球及鼓室小管上部;典型表现为肿瘤局部破坏性生长,周围结构进行性受损。

影像学征象

> 优选方法

CT 及 MRI。

> CT 表现

颈静脉窝明显扩大、破坏,伴显著强化的软组织肿块(最好同时应用骨窗及软组织窗观察);生长方向:向外突入下鼓室及中耳,破坏听小骨;向下沿颈内静脉及颅神经生长;向后侵及乙状窦,向上进入内耳及内听道,向内侧累及桥小脑角。

> MRI 表现

肿块在 T1WI 上呈低信号或肌肉信号,T2WI 呈高信号;MRI 平扫(尤其是 T2WI)"椒盐征"是典型征象,但非特征性;强化显著。

➢ DSA 表现

肿块有明显的肿瘤染色,并可见扩张的供血动脉,静脉早期引流以及动静脉侧枝形成;邻近血管受侵。

临床方面

➢ 典型表现

搏动性耳鸣;听力受损;平衡失调;晚期颅神经功能受损(软腭麻痹,声嘶,吞咽困难,舌麻痹)。

➢ 治疗选择

手术切除为首选;术前栓塞可降低出血等并发症;特定的病例需要放疗。

➢ 病程与预后

术后复发率为 50%;死亡率约为 15%;约 3% 可能恶变。

➢ 临床医生要了解的内容

确切的诊断、病灶大小及有无栓塞指征。

鉴别诊断

颈静脉窝神经鞘瘤	◇ 颈静脉孔扩张,形态平滑; ◇ 无"椒盐征"
颈静脉窝脑膜瘤	◇ 骨质硬化、重塑,邻近骨质破坏少见
肾癌或甲状腺癌转移	◇ 骨质破坏; ◇ 可出现"椒盐征"

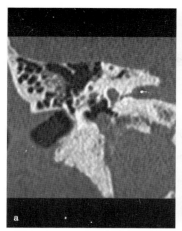 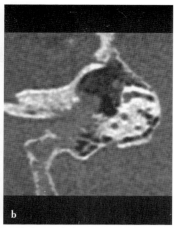

图 3.8a,b 颈静脉球瘤。CT 平扫(骨窗)冠状位(a)及矢状位(b)重建显示颈静脉孔处软组织肿块,颞骨岩部破坏,并侵犯中耳腔(R. Klingebiel 博士馈赠,柏林)

图 3.9 DSA 示颈静脉球瘤明显肿瘤染色

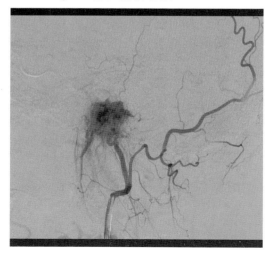

要点与盲点

颈静脉球瘤表现可能与肾癌及甲状腺癌转移类似,均有骨质破坏及"椒盐征"。

参考文献

van den Berg R. Imaging and management of head and neck paragangliomas. Eur Radiol 2005; 15: 1310–1318

Jackson CG. Glomus tympanicum and glomus jugulare tumors. Otolaryngol Clin North Am 2001; 34: 941–970

Rao AB et al. Paragangliomas of the head and neck: radiologic-pathologic correlation. RadioGraphics 1999; 19: 1605–1632

颈动脉体瘤

定义

> 流行病学

颈动脉体瘤是头颈部最常见的血管球瘤(约 40%),发病高峰为 45~50 岁,无性别差异。

> 病因、病理生理及发病机制

颈动脉体瘤起源于颈动脉叉中后方的颈动脉体;在慢性阻塞性肺病人群及高原居民中发病率增高;约 10% 患者有遗传因素,为线粒体氧化途径编码基因缺陷所致。在所有病例中,多中心肿瘤占 15%(家族性疾病占 30%);可以合并其他部位的副神经节瘤。

影像学征象

> 优选方法

CT、MRI。

> 彩色多普勒超声

颈动脉三角区低回声、富血供肿块,伴颈动脉分叉增宽。

> CT 表现

颈动脉三角区软组织密度肿块,边界清晰,显著强化。

> MRI 表现

颈动脉三角区的肿块,在 T1WI 呈低信号或肌肉信号、T2WI 高信号;典型表现可出现平扫"椒盐征"(尤其是 T2WI),但非特征性表现;强化显著。

➢ DSA 表现

显著肿瘤强化;供血动脉扩张,静脉早期引流,可能显示颈内动脉受侵表现;动、静脉侧支形成;可显示有无第二个肿瘤发生。

临床方面

➢ 典型表现

颈动脉体瘤是缓慢生长的无痛性肿物,大多数无症状,偶尔伴有吞咽困难;压迫迷走神经可导致声音嘶哑。

➢ 治疗手段

手术切除为首选;术前栓塞可降低出血等并发症;若肿瘤范围过大或复发,以及出于治疗转移的目的,建议行放疗。

➢ 病程与预后

颈动脉体瘤的复发率大约为 10%,死亡率约为 9%,而恶变率为 2%~13%。

➢ 临床医生要了解的内容

确切诊断,肿物大小以及有无介入治疗指征。

鉴别诊断

脓肿	◇ 环形强化且病灶内液体潴留
淋巴结病变	◇ 彩色多普勒声像图示淋巴结内血管增多
肾癌或甲状腺癌转移瘤	◇ 富血供软组织肿块,伴"椒盐征"
迷走神经鞘瘤	◇ 颈动脉向前中部移位,颈静脉向后移位
	◇ 无特征性 MRI 表现

要点与盲点

彩色多普勒超声发现肿瘤血供丰富,可能被误诊为感染

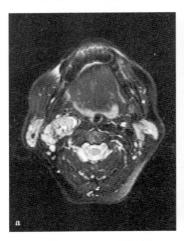

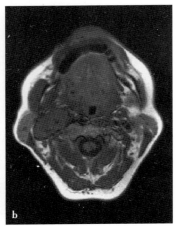

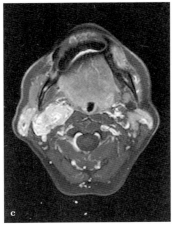

图 3.10a-c 颈动脉体瘤。轴位 MRI 示右侧颈动脉三角边界清晰的、椭圆形肿瘤,呈 T2 高信号,但瘤内混有更高和更低点状信号("椒盐征",a);T1WI 平扫与肌肉信号相似(b),增强扫描呈明显均匀强化(c)

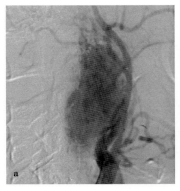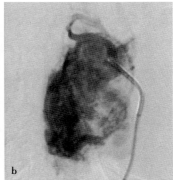

图 3.11a,b 颈动脉体瘤。DSA 血管造影早期(a)及选择性咽升动脉造影(b)显示肿瘤有明显染色

或腺癌;也可能被误诊为肾癌或甲状腺癌转移瘤;或可能被误诊为颈部其他肿瘤,如黑色素瘤,血管肉瘤及血管外皮细胞瘤。

参考文献

van den Berg R. Imaging and management of head and neck paragangliomas. Eur Radiol 2005; 15: 1310–1318

van der Mey AGL et al. Management of carotid body tumors. Otolaryngol Clin North Am 2001; 34: 907–924

Rao AB et al. Paragangliomas of the head and neck: radiologic-pathologic correlation. RadioGraphics 1999; 19: 1605–1632

巨细胞动脉炎

定义

> 流行病学

巨细胞动脉炎是最常见的原发性血管炎;50 岁以后多发,发病高峰在 75～85 岁之间;欧洲及北美 50 岁以上人群发病率为 19～32∶100 000,80 岁以上发病率为 49∶100 000。女性发病率为男性两倍。

> 病因、病理生理及发病机制

巨细胞动脉炎是免疫介导的大、中动脉炎。组织切片示管壁有淋巴细胞及组织细胞浸润,巨细胞肉芽肿形成,内膜增生、纤维化;晚期出现管腔阻塞。好发部位为头部颅外动脉(颅动脉炎),尤其是颞上动脉(颞动脉炎);其他常见的受累动脉为四肢动脉及主动脉。

影像学征象

> 优选方法

显示颞动脉炎的优选方法为彩色多普勒超声,确诊金标准为颞动脉活检;MRI 也是可选择的辅助检查方法之一。

> 彩色多普勒表现

颞动脉的管壁向心性增厚,呈低回声(晕征,系动脉管壁炎性水肿所致);管腔狭窄(收缩期流速峰值为正常值两倍以上);管腔闭塞。

135

➢ MRI 表现

受累动脉管壁及周围组织增厚；脂肪饱和 T1 增强扫描显示管壁强化。

➢ CTA、MRA 和 DSA 表现

四肢动脉近端狭窄或闭塞(锁骨下动脉,腋动脉及股动脉);主动脉瘤及夹层(好发于胸主动脉)。

➢ FGD-PET

可用于筛查有无颅外动脉炎。

临床方面

➢ 典型表现

一般症状:疲劳,发热,情绪低落,食欲减退;体重减轻。血管症状:颞部头痛,颞上动脉触痛,视力降低甚至失明;跛行;脑部损伤;心肌梗死。风湿性多肌痛症状(约 50% 病例):颈部、肩胛骨及骨盆肌肉疼痛。实验室检查:血沉加快($>$50mm/h),C 反应蛋白增高。

➢ 治疗选择

糖皮质激素治疗;放疗;手术治疗。

➢ 病程与预后

激素治疗往往有效。

➢ 临床医生要了解的内容

血管病变的程度及活动性;颞动脉活检之前要明确有无颅外动脉狭窄,因为颞上动脉可能成为颈内、外动脉侧支循环系统的一部分。

鉴别诊断

大动脉炎	◇ 40 岁以下
	◇ 通常累及主动脉弓及其主要分支
动脉粥样硬化	◇ 增厚的管壁回声更高且形态更不规则

要点与盲点

彩色多普勒检查对颞动脉末梢炎症的检出可能出现假阴性，因为超过了彩超的空间分辨率的极限。病变早期仅部分管壁受侵可能无晕征，或者类固醇激素治疗后晕征消退，亦可导致假阴性。

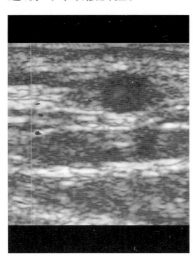

图 3.12 巨细胞动脉炎。彩色多普勒超声示颞上动脉横断面管壁增厚且呈低回声（晕征），晕圈厚度约为 0.7mm

137

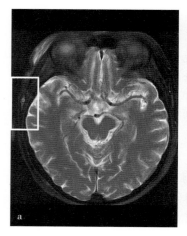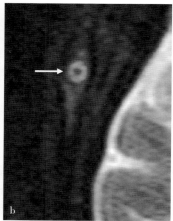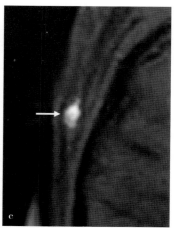

图 3.13a-c 巨细胞动脉炎。于颞叶水平横断面(a)和右颞部放大的脂肪抑制 T2WI 像上(b)见右颞上动脉管壁向心性肥厚(箭头),周围组织水肿。脂肪抑制 T1WI 增强扫描(c)显示增厚的动脉管壁明显均匀强化

参考文献

Bley TA et al. [MRI in giant cell (temporal) arteritis.] Rofo 2007; 179: 703–711 [In German]

Bley TA et al. High-resolution MRI in giant-cell arteritis: imaging of the wall of the superficial temporal artery. AJR Am J Roentgenol 2005; 184: 283–287

Schmidt WA, Blockmans D. Use of ultrasonography and positron emission tomography in the diagnosis and assessment of large-vessel vasculitis. Curr Opin Rheumatol 2005; 17: 9–15

Weyand CM, Goronzy JJ. Giant-cell arteritis and polymyalgia rheumatica. Ann Intern Med 2003; 139: 505–515

颈静脉血栓

定义

> 流行病学

颈静脉血栓的发生率占所有深静脉血栓的 5%。

> 病因、病理生理及发病机制

病因：中心静脉导管置入；心脏起搏器植入；手术；口咽部细菌感染；颈部蜂窝织炎或脓肿；静脉药物注射；副肿瘤综合征；凝血异常（C 蛋白及 S 蛋白缺陷，红细胞增多症）；激素过多（妊娠、激素治疗）；外伤（少见）。

影像学征象

> 优选方法

彩色多普勒超声为首选。

> 彩色多普勒超声表现

颈静脉管腔增粗，无外压改变，内部呈低回声；管腔大小不随呼吸变化；血流信号消失；静脉性侧支循环形成。

> CT 表现

CT 平扫显示颈静脉管腔增宽，呈低密度；血栓可轻度强化；血栓周围可能存在一个高密度血液晕环；静脉管壁可能强化，周围组织呈反应性的改变。

> MRI 表现

MRV 显示颈静脉内流空信号消失；血栓形成，并部分阻塞血流。

临床方面

➤ 典型表现

通常无症状,或仅表现为非特异性症状:颈部肿胀;头痛;颈部淋巴结肿大;发热;在感染性病例中,可进展为败血症。

➤ 治疗选择

初始治疗包括静脉内抗生素及系统性肝素化治疗;需要持续抗凝 3～6 个月;合并并发症时,建议外科治疗。

➤ 病程与预后

预后取决于原发性病变。可发生多种并发症:脓肿;脓毒性败血病;血栓可上行蔓延至颅内血管;肺栓塞;心内膜炎;脑膜炎;弥漫性血管内凝血。

➤ 临床医生要了解的内容

病变程度及并发症。

鉴别诊断

脓肿	◇ 环形强化伴脓腔内液体潴留,偶见中心气体密度影(CT 增强扫描)
炎性或恶性腺瘤	◇ 通常为多发圆形低回声肿块,可明显强化(CT、MRI),偶尔可见结节内血管结构(彩色多普勒)

要点与盲点

需要与脓肿鉴别。

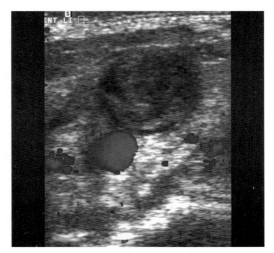

图 3.14 急性颈内静脉血栓。彩色多普勒超声示静脉管腔闭塞,内有低回声血栓

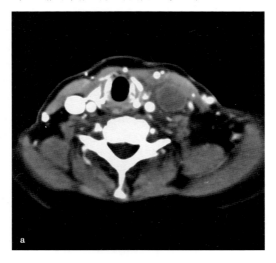

a

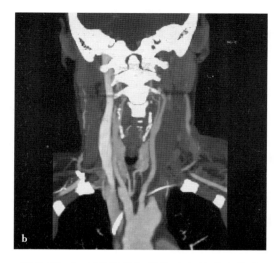

图 3.15a,b CT 增强扫描显示左侧颈内静脉急性血栓闭塞（a 横断面；b 冠状位重建）

参考文献

Boedeker CC et al. [Etiology and therapy of the internal jugular vein thrombosis.] Laryngorhinootologie 2004; 83: 743–749 [In German]

Sheikh MA et al. Isolated internal jugular vein thrombosis: risk factors and natural history. Vasc Med 2002; 7: 177–179

颅外段颈动脉狭窄

定义

➢ 流行病学

65 岁以上老年人的颈动脉狭窄超过 50% 的概率为 7%。每年颈动脉狭窄造成缺血性脑梗死的概率为：狭窄程度超过 50% 的占 1%～2%，超过 80% 的占 2%～5%。颅外段颈动脉狭窄或闭塞导致前循环缺血性脑损伤的比例为 20%。本病与冠心病及周围血管闭塞性疾病有显著的相关性。

➢ 病因、病理生理及发病机制

颅外段颈动脉狭窄的最常见原因为动脉粥样硬化（＞90%）；其他原因包括肌纤维发育不良、动脉夹层、颈动脉区域的放射照射和动脉内膜切除术后再次狭窄。危险因素包括：年龄、性别、阳性家族病史、高血压、吸烟、糖尿病和高脂。颈动脉粥样硬化后狭窄好发于颈动脉体及颈内动脉起始部。2% 的病例发生节段性狭窄。颈动脉疾病所致脑缺血的根本原因为斑块和血栓脱落引起的动脉栓塞；出血性梗死少见（＜10%）。

影像学征象

➢ 优选方法

彩色多普勒超声，MRA，CTA。

➢ 彩色多普勒表现

颅外段颈动脉局部出现钙化斑块（声影）或溃疡性斑

块;管腔狭窄;狭窄部位血流速增加;狭窄后出现湍流及管腔扩张。

> CT 表现

脑实质出现缺血性改变(脑白质疏松,梗死)。

> CTA 表现

对钙化斑块的显示优于 MRI。

> MRI 表现

脑实质出现缺血性改变(脑白质疏松,梗死)。

> MRA 表现

可以显示动脉狭窄;但可能过高估计狭窄程度。

> DSA

对动脉狭窄程度的诊断最为准确,可同时实施介入治疗(支架置入或球囊扩张);并可行介入后随诊。

临床方面

> 典型表现

可无症状;或发生一过性脑供血不足或脑缺血性梗死症状。

> 治疗选择

只有管腔狭窄超过 70% 且有狭窄症状病例才需要治疗。当前研究表明,动脉内膜切除术的预后稍好于支架植入。

> 病程与预后

取决于患者的血流代偿能力及对原发病的治疗效果;动脉管腔狭窄会逐渐进展。

> 临床医生要了解的内容

动脉狭窄程度围及其他病因。

鉴别诊断

颈动脉外压性改变　　◇ CT 及 MRI 可清晰显示外压表现

颈动脉夹层　　　　　◇ 无钙化；有内膜片及双腔

要点与盲点

注意避免彩色多普勒超声操作技术使用不当，如多普勒角度＞60°，脉冲重复频率不足，多普勒范围设置不正确。了解是否合并解剖变异因素，包括高位颈动脉分叉（短颈），血管悬吊或血管迁曲；钙斑产生的阴影；以及节段性狭窄。MRI 易高估血管狭窄程度。

表 3.1　彩色多普勒超生评价颈动脉狭窄参数（Grant et. al 编撰）

动脉狭窄程度	参数
＜50%	ICA-MSV＜125cm/s ICA/CCA MSV 比 ＜2 ICA-EDV＜40cm/s
50%～69%	ICA-MSV 125～230cm/s ICA/CCA MSV 比 2～4 ICA-EDV 40～100cm/s
≥70%，但未接近闭塞	ICA-MSV ＞230cm/s ICA/CCA MSV 比 ＞4 ICA-EDV＞100cm/s
接近闭塞	ICA-MSV 高、低或者检测不到； 其他参数（ICA/CCA MSV 比）可变
完全闭塞	ICA-MSV 检测不到； 其他参数不适用

ICA＝颈内动脉；CCA＝颈总动脉；EDV＝舒张末期速度；MSV＝最大收缩期速度

146

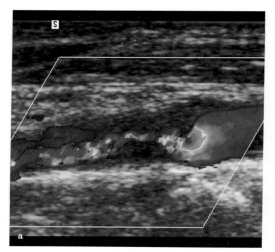

图 3. 16a, b 颅外段颈动脉狭窄。彩色多普勒超声显示颈内动脉高度狭窄,可见局部血流加快,图形失真。多普勒谱线异常,显示收缩期及舒张期流速增加

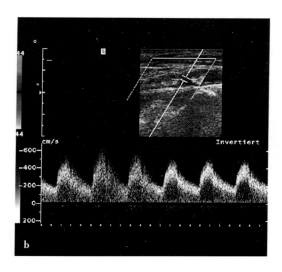

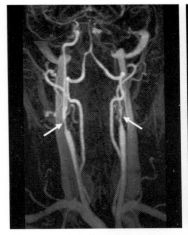

图 3.17 动态增强 MRA 显示双侧颈内动脉起始部狭窄(直箭)　**图 3.18** DSA 示左侧颈内动脉重度狭窄(直箭)

参考文献

Eckstein HH et al. Surgical therapy of extracranial carotid stenosis. Chirurg 2004; 75: 93–110 [In German]

Grant EG et al. Carotid artery stenosis: gray-scale and Doppler US diagnosis—Society of Radiologists in Ultrasound consensus conference. Radiology 2003; 229: 340–346

Lell M et al. Evaluation of carotid artery stenosis with multisection CT and MR imaging: influence of imaging modality and postprocessing. AJNR Am J Neuroradiol 2007; 28: 104–110

Mas JL, EVA-3S Investigators. Endarterectomy versus stenting in patients with symptomatic severe carotid stenosis. N Engl J Med 2006; 355: 1660–1671

Nederkoorn PJ et al. Overestimation of carotid artery stenosis with magnetic resonance angiography compared with digital subtraction angiography. J Vasc Surg 2002; 36: 806–813

颈内动脉夹层

定义

> 流行病学

在美国,颈内动脉夹层的每年发病率为 2~3:100 000。颈内动脉夹层是 45 岁以下人群发生脑梗死的第二大原因(10%~25%);占所有脑缺血损伤患者的 2%。女性发病率为男性的 1.5 倍;自发性夹层高峰年龄为 40~45 岁。

> 病因、病理及发病机制

已经明确的危险因素包括遗传性结缔组织病(如 Ehlers-Danlos 综合征Ⅳ型)及马方综合征。未确定的危险因素包括:肌纤维发育不良,偏头痛,高胱氨酸尿症,口服避孕药,慢性感染及高血压。外伤性夹层可能发生在颅脑外伤、颈椎骨折、窒息伤或悬吊伤。医源性原因包括按摩操作、血管造影、血管成形术以及颈部插管过深。

夹层是由于动脉内膜撕裂或血管的滋养动脉破裂,血液进入中膜所致。偏心性血肿将导致动脉管腔阻塞(内膜下夹层)或形成假性动脉瘤(外膜下夹层)。夹层通常发生在颈内动脉分叉处上方 2~3cm,很少发生在岩段或海绵窦段。

影像学征象

> 最佳选择

MRI、MRA、CTA。

➢ **彩色多普勒超声表现**

偶尔可以发现夹层的直接征象:动脉尖细性狭窄,壁内血肿(血管壁内低回声肿块),双腔及内膜片。间接征象包括:多普勒谱线异常(外周性阻抗增高和血流完全中断);发现夹层后要监测血流动力学变化。

➢ **CTA 表现**

颈动脉狭窄或闭塞;壁内血肿,双腔及内膜片出现;较对侧相比,动脉管腔扩张,血管周围脂肪层变薄。

➢ **MRI 表现**

可见内膜片及双腔,假腔内流空效应偏心性减弱或消失;夹层后 3 天至最多 3～9 个月,脂肪抑制 T1WI 及 T2WI 示血管壁新月形增宽,呈高信号;早期壁内血肿常为 T1WI 及 T2WI 低信号。DWI 及 PWI 示脑缺血改变。

➢ **MRA 表现**

管腔不规则狭窄,甚至完全闭塞;假性动脉瘤形成。

➢ **DSA 表现**

目前,急性病例很少采用 DSA。管腔"线样征"(长距离的狭窄管腔),逐渐变细直至闭塞(火焰状闭塞);假性动脉瘤。

临床方面

➢ **典型表现**

颈部疼痛(前外侧,向下颌角及耳后放射),头痛(眼眶前、后);搏动性耳鸣;一过性脑供血不足(一过性黑矇,失语);周围 Horner 综合征;颅神经症状(Ⅲ～Ⅻ颅神经),下位颅神经尤其是舌下神经的症状更常见;脑梗死(主要为栓塞性,血流动力性者少见);无症状者仅占全部病例的 5%。

> 治疗选择

抗凝治疗;少数需手术或支架治疗。

> 病程与预后

经抗凝治疗几个月,病灶通常可完全吸收或接近完全吸收;本病死亡率为 5%。

> 临床医生要了解的内容

确诊夹层;预后评估;治疗中或治疗后随访。

鉴别诊断

动脉粥样硬化	◇ 颈动脉分叉处及颈动脉体受累
	◇ 典型的钙化斑块
血栓	◇ 通过增强扫描可识别血栓
肌性纤维发育不良	◇ 颈内动脉管腔较长的不规则狭窄,类似串珠状

要点与盲点

由于外膜下血肿不引起管腔狭窄,CTA 可能漏诊夹层。夹层发生后 24~48 小时内,因血管壁血肿呈低信号,MRI 难以识别,而采用脂肪抑制 T1WI 扫描是必需的序列。

图 3.19 颈内动脉内膜下夹层。CE-MRA MIP 重建示左侧颈内动脉局部高度狭窄并窄后扩张

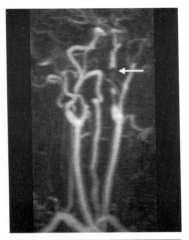

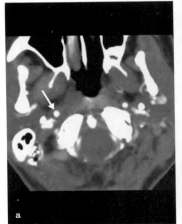

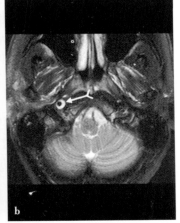

图 3.20a,b 颈动脉外膜下夹层。轴位 CTA(a)示右颈内动脉血管壁增厚,呈软组织密度(直箭所示);管腔未受累。轴位脂肪抑制 T1WI(b)显示内膜下新月形血肿,呈高信号(叉状箭所示),管腔显示流空信号

参考文献

Brandt T et al. Clinical treatment and therapy for dissected cervicocerebral artery. Nerven-
　　arzt 2006; 77: S17–30 [In German]

Chandra A et al. Spontaneous dissection of the carotid and vertebral arteries: the 10-year
　　UCSD Experience. Ann Vasc Surg 2007; 21: 178–185

Flis CM et al. Carotid and vertebral artery dissections: clinical aspects, imaging features
　　and endovascular treatment. Eur Radiol 2007; 17: 820–834

Schievink WI. Current concepts: spontaneous dissection of the carotid and vertebral
　　arteries. N Engl J Med 2001; 344: 898–906

椎动脉夹层

定义

> 流行病学

椎动脉夹层的年发病率约为 1~1.5：100 000。

> 病因、病理及发病机制

明确的危险因素包括遗传性结缔组织病，如马方综合征及 Ehlers-Danlos 综合征Ⅳ型。未确定的危险因素包括：肌性纤维发育不良、偏头痛、高胱氨酸尿症、口服避孕药、慢性感染及高血压。外伤性夹层可能发生在颅脑外伤、颈椎骨折、直接血管损伤、窒息伤或悬吊伤。医源性原因包括按摩操作、血管造影、血管成形术以及颈部插管过深。

病理上表现为椎动脉内膜撕裂或血管的滋养动脉破裂，造成中膜偏心性的血肿，继而导致管腔阻塞（内膜下夹层）或形成假性动脉瘤（外膜下夹层）。夹层通常发生在椎动脉寰椎段（V3 段）；发生于椎前段（V1 段）少见。

影像学征象

> 最佳选择

MRI、MRA 和 CTA。

> 彩色多普勒超声表现

多普勒对椎动脉夹层的直接及间接诊断不如对颈内动脉夹层敏感。

> CT 表现

当椎动脉夹层累及颅内,会发生蛛网膜下腔出血。

> CTA 表现

椎动脉狭窄或闭塞;壁内血肿;与对侧相比,病变动脉扩张,血管周围脂肪层变薄。

> MRI 表现

脂肪抑制 T1WI 及 T2WI 示病变血管呈现高信号晕环,血管的流空信号正常或减弱。

> MRA 表现

鉴于椎动脉管径较细及生理性搏动,MRA 对其检查较颈内动脉更为困难。

> DSA 表现

管腔渐进的不规则狭窄;并可见假性动脉瘤(占 25% 病例),内膜片及双腔(10% 病例)。

临床方面

> 典型表现

颈痛(后外侧),头痛(头、颈后部),一过性供血不足(眩晕、恶心、视觉性共济失调、步态不稳);中央型 Horner 综合征;脑干缺血症状(50% 病例);V4 段夹层导致蛛网膜下腔出血。

> 治疗选择

抗凝治疗;临床症状持续存在或发生血栓,建议外科结扎或血管内栓塞。

> 病程与预后

可自愈;3 个月内,90% 的病例狭窄显著减轻或解除;

复发率为 8%，常发生于第 1 个月内；蛛网膜下腔出血少见。

> ➢ 临床医生想了解的内容
>
>   确诊夹层；评价预后；治疗中与治疗后随诊。

鉴别诊断

动脉粥样硬化 　　◇ 常发现钙斑

肌性纤维发育不良 ◇ 受累动脉呈"串珠"样改变；

　　　　　　　　　◇ 非常少见

要点与盲点

由动脉周围静脉丛的缓慢血流形成的假血肿征象可误诊为椎动脉夹层。

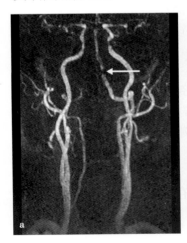
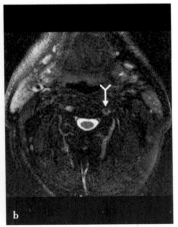

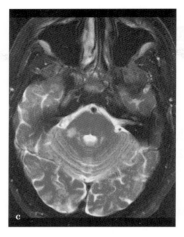

图 3.21a-c 椎动脉夹层。CE MRA 示左侧椎动脉 V4 段局限性高度狭窄(a,直箭所示);T2WI 轴位示左侧椎动脉管壁的高信号环(b,叉状箭所示);T2WI 上见右侧脑干直径约为 1cm 的梗死灶(c)

参考文献

Provenzale JM et al. Spontaneous vertebral dissection: clinical, conventional angiographic, CT, and MR findings. J Comput Assist Tomogr 1996; 20: 185–193

Saeed A al. Vertebral artery dissection: warning symptoms, clinical features and prognosis in 26 patients. Can J Neurol Sci 2000; 27: 292–296

Yamada M et al. Intracranial vertebral artery dissection with subarachnoid hemorrhage: clinical characteristics and outcomes in conservatively treated patients. J Neurosurg 2004; 101: 25–30

锁骨下动脉窃血综合征

定义

➢ 流行病学

锁骨下动脉窃血综合征见于 1.5%～6% 的颈部血管检查中。80% 的病例合并颈动脉狭窄；仅 5% 的病例有神经系统症状；左侧好发，占 85%。

➢ 病因、病理及发病机制

锁骨下动脉窃血综合征是一种脑血流灌注异常的特殊病变，根本原因通常为动脉粥样硬化，管壁斑块形成，导致左侧锁骨下动脉(85%)或头臂干(15%)于椎动脉起始部近心侧管腔明显狭窄或闭塞，继而出现同侧椎动脉永久性或暂时性的血液逆流。血液自颅脑后循环系统流入锁骨下动脉，尤其是胳膊用力时，最终导致脑缺血。

影像学征象

➢ 最佳选择

彩色多普勒超声。

➢ 一般表现

与近段或远段血管相比，锁骨下动脉狭窄或闭塞；管壁常见钙化；椎动脉血液逆流。

➢ 彩色多普勒超声表现

椎动脉血液逆流，伴肱动脉狭窄后波谱；轻度狭窄患者，在休息时出现椎动脉逆流减少或血流振荡（双相多普勒信号)。胳膊运动或袖带加压时逆流显著;可显示颈动脉分叉。介入治疗或外科治疗前建议采用该检查。

➤ CTA

技术要求必须采用多排螺旋 CT 与对比剂快速注入。可同时评价主动脉弓及颅内动脉。注射对比剂后直接显示狭窄的血管;通过颈部团注试验可以观察动脉内逆流;可准确评价管壁钙化。

➤ MRA

技术要求包括采用头部线圈与快速数据采集的增强MRA;可同时评价主动脉弓、颈动脉以及颅内动脉。采取一些技术可观察动脉内逆流,如并行采集及匙孔技术。可选择的成像方法有相位对比法及时间飞跃法。

➤ DSA

仅当 CTA 或 MRA 效果不佳或拟行经皮介入治疗时采用 DSA。

临床方面

➤ 典型症状

左手脉搏减弱或消失;左、右上肢血压差超过20mmHg。通常无症状;伴管腔明显狭窄或闭塞时可出现症状,包括:恶心、呕吐及视力缺损。尽管手臂运动时症状加重的现象很少见,但这一表现具有代表性。运动或休息时手部缺血并疼痛很少见。

➤ 治疗措施

仅仅对出现症状的患者采用血管球囊成形术,也可行支架植入术;其他治疗包括血管手术(通常为血管旁路术)。

➢ 病程与预后

　　锁骨下动脉窃血综合征通常无症状；血管治疗术后 5 年通畅率超过 85%。

➢ 临床医生想了解的内容

　　显示及评价所有的颈部及颅内血管。

鉴别诊断

急性血管闭塞（血栓、夹层）	◇ 突然发病
	◇ 突然血管闭塞
	◇ 管壁轻度粥样硬化
血管炎	◇ 通常为年轻患者
胸主动脉支架植入	◇ 为了完全消除胸主动脉瘤，偶尔需要闭塞锁骨下动脉起始部（有相应病史）

图 3.22　锁骨下动脉窃血综合征示意图

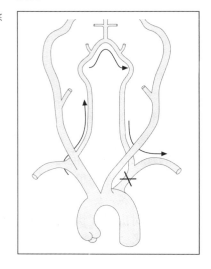

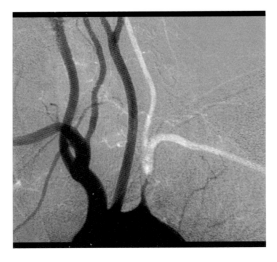

图 3.23 左锁骨下动脉重度狭窄伴椎动脉逆流。主动脉弓及分支 DSA 示，对比剂首次通过颈部动脉后（黑色）再设置 DSA 蒙片，见到椎动脉（由于延迟灌注及逆流）与锁骨下动脉显影（白色）

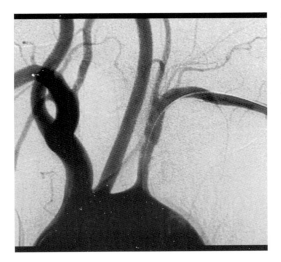

图 3.24 经皮球囊血管成形术后，DSA 显示椎动脉内生理性流动

要点与盲点

未能深入分析 CTA 及 MRA 的偶然发现。

参考文献

Buckenham TM, Wright IA. Ultrasound of the extracranial vertebral artery. Br J Radiol 2004; 77: 15–20

Wu C et al. Subclavian steal syndrome: diagnosis with perfusion metrics from contrast-enhanced MR angiographic bolus-timing examination—initial experience. Radiology 2005; 235: 927–933

4. 胸部血管

双上腔静脉

定义

> 流行病学

双上腔静脉在普通人群中的发病率约为 $0.3\%\sim$ 0.5%，而在先心病患者中的发病率约为 11%。

> 病因、病理生理及发病机制

胚胎时期的左前主静脉未退化而持久存在形成左上腔静脉，位于头臂静脉起始部下方；左上腔静脉通过冠状窦汇入右心房；双侧上腔静脉间可能存在吻合支（左头臂静脉），也可能不存在。

影像学征象

> 优选方法

绝大多数为偶然发现。

> CT 及 MRI 表现

左侧上腔静脉位于主动脉弓外侧、左主支气管的前方，于左头臂静脉水平经过心脏前方。

临床方面

> ➤ 典型表现
>
> 无临床症状。

> ➤ 治疗选择
>
> 无需治疗。

> ➤ 病程与预后
>
> 如果左上腔静脉直接注入左心房,可形成右向左分流,继而可能引起脑脓肿及外周性血管栓塞性疾病。

> ➤ 临床医生要了解的内容
>
> 心脏病患者的导管插入术及心脏手术前要了解有无畸形存在。

图 4.1 双上腔静脉示意图。图例显示双侧上腔静脉由细小的左头臂静脉相连

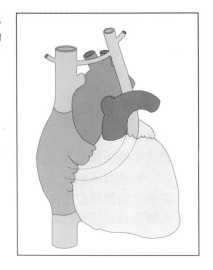

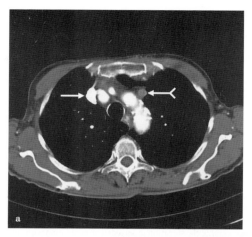

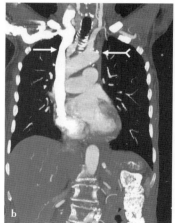

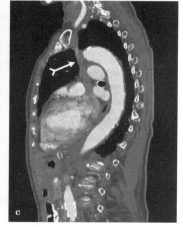

图 4.2a-c　双上腔静脉。经右臂注射对比剂后的 CT 增强轴位图
（a）、冠状位（b）和矢状位（c）重建图显示,右侧上腔静脉（直箭所
示）较左侧上腔静脉（分叉箭所示）明显增强

鉴别诊断

左上肺静脉异常　◇ 左主支气管前的上肺静脉缺如
汇入左头臂静脉　　◇ 冠状窦狭窄

要点及盲点

须注意可能存在的伴发畸形,例如房间隔缺损或肺静脉异位。

参考文献

Buirski G et al. Superior vena caval abnormalities: their occurrence rate, associated cardiac abnormalities and angiographic classification in a paediatric population with congenital heart disease. Clin Radiol 1986; 37: 131–138

Dillon EH, Camputaro C. Partial anomalous pulmonary venous drainage of the left upper lobe vs duplication of the superior vena cava: distinction based on CT findings. AJR Am J Roentgenol 1993; 160: 375–379

Minniti S et al. Congenital anomalies of the venae cavae: embryological origin, imaging features and report of three new variants. Eur Radiol 2002; 12: 2040–2055

双主动脉弓

定义

> 流行病学

双主动脉弓的发生率不足所有先天性缺陷者的 1%。

> 病因、病理生理及发病机制

由于右后主动脉的持久存在而形成双主动脉弓。双主动脉弓起源于升主动脉,形成围绕气管及食管的血管环,之后双弓汇合成降主动脉。很少合并其他畸形(如法洛氏四联症或大动脉错位)。一些病例中存在基因异常(22q11 的微缺失)。

影像学征象

> 优选方法

CT、MRI(包括 CE-MRA)。

> CT 及 MRI 表现

①DSA 及食管造影现在较少应用,CT 及 MRI 即可准确显示异常主动脉弓的情况。②右主动脉弓走行于气管及食管的后方,且经常较左主动脉弓宽大。③左主动脉弓经常闭锁,走行于气管及食管的前方。④降主动脉常位于左侧。

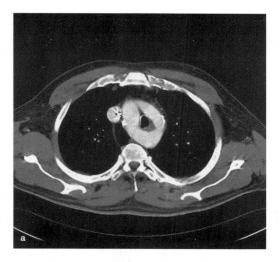

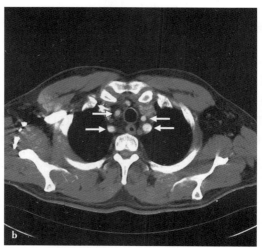

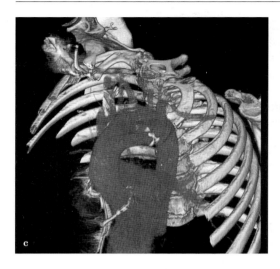

图 4.3a-c 成年双主动脉弓患者。CT增强扫描轴位原始图像(a,b)和容积重建图像(c)显示,双侧主动脉弓围绕气管及食管形成一完整血管环结构(a,c)。四支头臂动脉(b,箭头所示)分别由各自同侧的主动脉弓单独发出(四动脉症)

临床方面

➢ 典型表现

经常在幼儿早期就有症状:呼吸异常、喘鸣、频繁感染、呼吸停止、喂养困难。偶尔在成年后才表现出异常症状,运动中出现吞咽及呼吸困难是最为常见的症状。

➢ 治疗选择

手术治疗。

➢ 病程与预后

大多数病例经过手术即可完全解决先前存在的症状。

➢ 临床医生要了解的内容

异常主动脉弓类型、识别优势主动脉弓、伴发的血管变异及心血管畸形。

鉴别诊断

右位主动脉弓,部 ◇ 由正常动脉导管及左降主动脉或异
分位于食管后部 位锁骨下动脉构成的血管环

肺动脉环 ◇ 左肺动脉起源于右肺动脉,于气管及
食管间穿过左肺

要点及盲点

如果左主动脉弓发生闭锁,双主动脉弓与部分位于食管后的右位主动脉弓难以鉴别。

参考文献

Donnelly LF et al. The spectrum of extrinsic lower airway compression in children: MR imaging. AJR Am J Roentgenol 1997; 168: 59–62

Grathwohl MKW et al. Vascular rings of the thoracic aorta in adults. Am Surg 1999; 65: 1077–1083

Lowe GM et al. Vascular rings: 10-year review of imaging. RadioGraphics 1991; 11: 637–646

右锁骨下动脉异位

定义

> 同义词

Arteria lusoria 是迷走右锁骨下动脉的英文同义词。

> 流行病学

迷走右锁骨下动脉是最常见的主动脉弓解剖变异,占尸检病例的 0.4%～2.0%。

> 病因、病理生理及发病机制

第四弓动脉及右后主动脉于近右第七节间动脉起始处闭锁,而右后主动脉的远侧部分保留下来形成右侧锁骨下动脉,作为主动脉弓的最后一支。80%的迷走右锁骨下动脉位于食管后方,15%位于气管及食管之间,5%位于气管或主支气管前方。本病经常伴发其他先心病(如法洛四联症、室间隔缺损、动脉导管未闭或主动脉缩窄)及唐纳综合征。

影像学征象

> 优选方法

经常为偶然发现。

> CT 及 MRI 表现

异位右锁骨下动脉作为主动脉弓最后的大分支血管发出,常于食管后方穿行至右侧,与左侧的主动脉弓形成一不完全封闭血管环。

4. 胸 部 血 管

图 4.4 迷走右锁骨下动脉。
示意图显示右侧锁骨下动脉
作为主动脉弓最后一个分支
由弓下部发出,向右穿行于气
管及食管后方

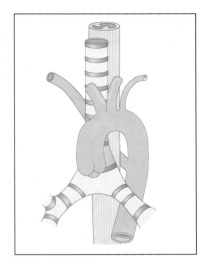

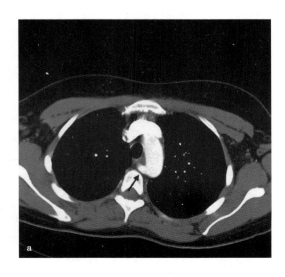

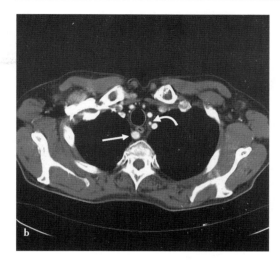

图 4.5a-c CT增强扫描轴位图(a,b)及斜位MIP图(c)显示右侧锁骨下动脉(直箭所示),以及左椎动脉起源异常:由主动脉弓直接发出,位于左颈总及左锁骨下动脉之间(b,曲箭所示)

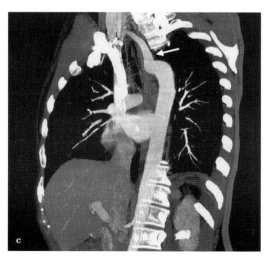

173

临床方面

> 典型表现

经常是偶然发现;很少有吞咽困难。

> 治疗选择

只有并发动脉瘤时才需外科手术治疗。

> 病程与预后

老年人可能出现吞咽困难。

> 临床医生要了解的内容

是否有食管压迫;是否伴随其他心脏畸形。

鉴别诊断

右位主动脉弓伴迷走左锁骨下动脉	◇ 迷走左锁骨下动脉起始于右侧主动脉弓第四分支和最后分支,穿行到食管左后
双主动脉弓	◇ 双弓形成完整血管环结构,食管位于其内

要点及盲点

迷走右锁骨下动脉常常合并主动脉缩窄畸形。

参考文献

Freed K, Low VHS. The aberrant subclavian artery. AJR Am J Roentgenol 1997; 168: 481–484
Donnelly LF et al. Aberrant subclavian arteries: cross-sectional imaging findings in infants and children referred for evaluation of extrinsic airway compression. AJR Am J Roentgenol 2002; 178: 1269–1274

主动脉缩窄

定义

> 流行病学

主动脉缩窄占所有先心病的 7%，男性发病率约为女性的 1.5 倍。82% 病例单发，18% 病例伴发其他心血管的畸形，例如室间隔缺损、左心发育不全综合征、大血管异位、主动脉弓发育不全、右锁骨下动脉。目前，此种畸形于产前检查即可发现诊断，于婴幼儿早期即可治疗，故成人中罕见。

> 病因、病理生理及发病机制

主动脉缩窄为发生在动脉导管水平的主动脉先天性狭窄，可分为导管前型、导管旁型、导管后型。主动脉缩窄引起上半身的动脉高压，而肾血流灌注不足。

成人型缩窄：由大量侧支血管（通常为肋间动脉）进行循环补偿。常为导管旁或导管后型。晚期并发症包括左室肥大、心衰、主动脉破裂和脑出血。

婴儿型缩窄：病情严重，新生儿即可发生心力衰竭。常为导管前或导管后型，导管旁型罕见。约 79% 患者伴发其他心脏畸形。

影像学征象

> 优选方法

婴儿患者一般采用心脏超声作为初始及随诊检查；

MRI 作为补充手段应用于大龄儿童及成人患者。

➤ 标准 X 线胸片表现

反"3"字或"ε"字征：降主动脉于主动脉弓下方内收，而近心端的左锁骨下动脉扩大和狭窄后的降主动脉扩张。8～10 岁后，患者可出现第 3～8 肋下缘的肋骨切迹；婴儿型表现有心影增大及急性心衰征象。

➤ 超声表现

可直接显示主动脉缩窄的部位。多普勒技术可对缩窄程度分级，图像失真可能造成对狭窄程度高估。可能合并主动脉弓发育不全和其他心脏畸形。超声心动对于成人及大龄儿童的主动脉缩窄的显示可能存在局限性。婴儿型缩窄还可见早期心功能不全征象（左室大，二尖瓣关闭不全）及经过扩大的卵圆孔的左向右分流。

➤ MRI 及 MRA 表现

可显示缩窄部位，并能对缩窄程度进行分级。可同时显示主动脉弓的发育不全；可显示侧支循环（肋间动脉、内乳动脉、腹壁动脉、脊髓前动脉）以及其他合并的心脏畸形。

➤ CT 及 CTA 表现

与 MRI 有类似表现；由于存在射线辐射，儿童及年轻患者应慎用 CT 扫描。

➤ DSA 及心导管造影表现

一般不作为单独检查方法，可用于手术前的血压测量及介入治疗前。

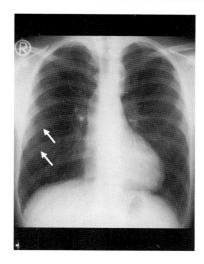

图 4.6 成人主动脉缩窄,16岁患者。标准胸部 X 线平片显示典型肋骨下缘切迹(直箭所示)以及主动脉弓的异常形态

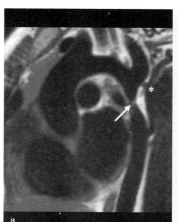
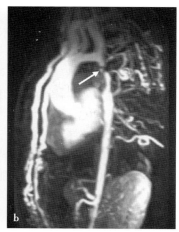

图 4.7a, b 主动脉弓缩窄。MRI T$_1$WI(a)上可见主动脉弓下的缩窄部位(直箭头所示)。CE-MRA(b)同样显示缩窄部位(直箭头所示)及广泛侧支循环形成

临床方面

> 典型表现

成人型主动脉缩窄：常无症状，或上身动脉高压表现（头痛、眩晕、鼻出血），双腿脉搏减弱。65%的40岁以上患者可出现心衰表现。

婴儿型主动脉缩窄：严重的心力衰竭；上肢动脉高压；下半身青紫；肾衰竭表现。

> 治疗选择

主动脉缩窄程度超过50%或血压梯度高于20mmHg需行外科手术或介入治疗。在新生儿及婴幼儿患者，可手术切除缩窄部位；成人及大龄儿童患者首选介入治疗（PTA，支架置入）。

> 病程与预后

成人型主动脉缩窄：如不治疗，40岁后可出现严重并发症；治疗后预后较好。

婴儿型主动脉缩窄：如不治疗可致命，治疗后预后好。治疗后再狭窄发生率约为3%～40%。因此，MRI长期随诊非常重要。

> 临床医生要了解的内容

主动脉缩窄程度；有无合并其他畸形；有无主动脉弓发育不全；其他并发症（左心室肥厚或扩张，主动脉夹层）。

鉴别诊断

主动脉假缩窄　　◇ 由于主动脉延长及迂曲导致主动脉
　　　　　　　　　　峡部的狭窄,但无血流动力学改变
　　　　　　　　◇ 无侧支循环形成
　　　　　　　　◇ 血压无明显变化

要点及盲点

由于图像失真,彩色多普勒超声可能高估狭窄程度。

参考文献

Abbruzzese PA, Aidala E. Aortic coarctation: an overview. J Cardiovasc Med (Hagerstown) 2007; 8: 123–128

Kramer U et al. [Clinical implication of parameter-optimized 3D-FISP MR angiography (MRA) in children with aortic coarctation: comparison with catheter angiography.] Rofo 2004; 176: 1458–1465 [In German]

Lesko NM et al. The thoracic aorta. In: Grainger RG, Allison DJ (eds.). Diagnostic Radiology. London: Churchill Livingstone; 1997: 859–860

大动脉炎

定义

➢ 同义词：主动脉弓综合征，无脉病。

➢ 流行病学

发病率约为每年 0.1～0.3∶1 000 000。高加索人群中罕见，而在亚洲人群中的发生率较其他地区高十余倍。发病高峰年龄约为 20～30 岁。女性患者约为男性患者的十倍。

➢ 病因、病理生理及发病机制

累及全身大动脉的血管炎；好发于主、肺动脉及其主要分支。典型阶段是以淋巴细胞、巨噬细胞及巨细胞构成的肉芽肿性炎症为特征。由于瘢痕形成造成慢性血管重构，最终导致动脉狭窄和/或动脉瘤形成。

影像学征象

➢ 优选方法

MRI 检查。

➢ 彩色超声多普勒表现

受累动脉管壁增厚、肿胀，呈晕环征，提示为血管炎早期征象。

➢ CT 表现

显示活动期血管病变：增强后显示血管壁增厚，并且有附壁血栓。

➢ MRI 表现

可显示活动期血管病变:血管壁增厚,在 T_2WI 及增强后 T_1WI 呈高信号。

➢ MRA,CTA 和 DSA 表现

可显示受累动脉晚期改变,包括血管狭窄、闭塞、扩张或动脉瘤形成。

➢ FDG-PET 表现

可对全身范围血管炎成像。

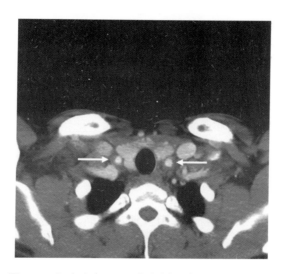

图 4.8 大动脉炎。CT 轴位增强扫描示双侧颈总动脉壁增厚,呈软组织密度"晕环"(箭头所示)

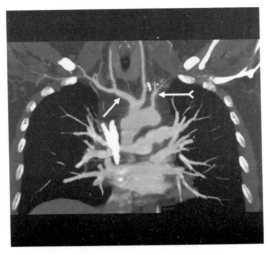

图 4.9 CT 增强扫描(冠状位 MIP)显示头臂干(直箭所示)及左锁骨下动脉(分叉箭所示)管壁增厚及管腔不规则

临床方面

➤ 典型表现

虚弱、发热、盗汗、关节及肌肉疼痛、食欲及体重下降、受累血管疼痛、四肢活动障碍(双臂为著)、视力受损、脑梗死、胸腹部疼痛、高血压、肾功衰竭。实验室检查可发现红细胞沉降率及 C 反应蛋白水平的升高。

➤ 治疗选择

应用肾上腺糖皮质激素及免疫抑制剂治疗;介入治疗;外科手术。

➢ 病程与预后

慢性病程，反复发作；五年致死率约为 35%；心力衰竭；颅内或心肌感染；动脉瘤破裂；肾脏并发症。

➢ 临床医生要了解的内容

受累动脉的范围及活动性。

鉴别诊断

巨细胞性大动脉炎	◇ 发病年龄在 50 岁以上
	◇ 中年发病者(45～55 岁)很难与大动脉炎区分
结节病	◇ 肺门和/或纵隔的淋巴结病
	◇ 累及肺实质
	◇ 合并关节滑膜炎
马方综合征、皮肤弹性过度综合征及其他先天性结缔组织缺陷	◇ 典型症状中不包括主要大血管缩窄；
	◇ 无全身系统症状
动脉粥样硬化	◇ 中老年患者；
	◇ 好发于下肢动脉及腹主动脉
感染性疾病	◇ 起源于主动脉上方的狭窄不常见

要点及盲点

本病没有特征性的影像表现及血清学指标，最终诊断应结合临床症状及影像学表现而得出。

参考文献

Fritz J et al. [Current imaging in Takayasu arteritis.] Rofo 2005; 177: 1467–1472 [In German]

Gotway MB et al. Imaging findings in Takayasu's arteritis. AJR Am J Roentgenol 2005; 184: 1945–1950

Kissin EY, Merkel PA. Diagnostic imaging in Takayasu arteritis. Curr Opin Rheumatol 2004; 16: 31–37

Sueyashi E et al. MRI of Takayasu's arteritis: typical appearances and complications. AJR Am J Roentgenol 2006; 187: W569–W575

急性主动脉综合征

定义

> 流行病学

急性主动脉综合征在尸检中的发现率为 $1.1\%\sim$ 1.5%，而每年发病率约为 3：100 000。急诊中，每 $80\sim$ 300 个急性冠状动脉综合征病例中即可出现 1 例主动脉综合征。在 65 岁以上人群中，急性主动脉综合征是第十三位致死病因。在过去的十年中，由急性主动脉综合征所导致的死亡人数增加一倍，故提高此病的影像诊断水平迫在眉睫。

> 病因、病理生理及发病机制

急性主动脉综合征是近期才出现在文献中一类病变，涵盖了所有累及胸主动脉的急性、危及生命的、非创伤性病变，包括主动脉夹层、主动脉壁内血肿、主动脉穿透性溃疡、动脉瘤破裂。上述疾病，临床上大多难以鉴别，诊断主要依靠影像学表现。动脉粥样硬化及高血压是最主要的致病原因，其他病因将在不同疾病中分别列举。

影像学征象

> 优选方法

CTA，包括 CT 冠状动脉造影及肺动脉造影。

> 影像学表现

依具体疾病而异，请详见相关章节。

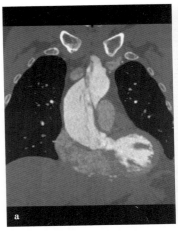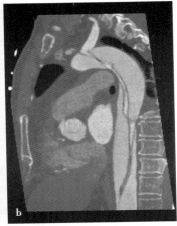

图4.10a,b CTA示急性升主动脉及降主动脉夹层(Stanford A 型)

图4.11 CTA示降主动脉壁间血肿(直箭所示),另外于主动脉弓及左锁骨下动脉起始处可见软斑块(箭头所示)。壁间血肿向血管腔外突出,恰与附壁斑块相反

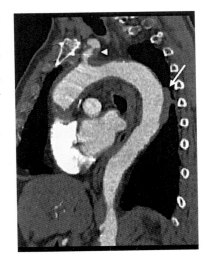

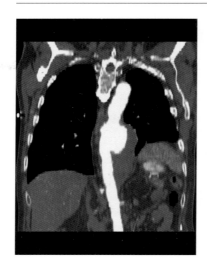

图 4.12　CTA 示主动脉瘤破裂

临床方面

➢ 典型表现

急性胸背部针刺样疼痛,极度疼痛,疼痛可放射至颈、腹部,易误诊为心绞痛。可能会出现上、下肢间的脉压差。

➢ 治疗选择

不同疾病的治疗方法有所差别,详见相关章节。

➢ 病程与预后

未经治疗的病例致死率较高(可达 80％);死亡原因通常为主动脉破裂;关于病情及预后的详细叙述,请参见相关章节。

➢ 临床医生要了解的内容

迅速识别急性胸痛原因(请参见相关具体疾病)。

鉴别诊断

急性冠脉综合征　　◇ 冠状动脉的狭窄和/或闭塞

肺动脉栓塞　　　　◇ 肺动脉的充盈缺损

急腹症　　　　　　◇ 病因较多,但大多数可被 CT 确诊

要点及盲点

要同时观察腹主动脉改变。

参考文献

von Kodolitsch Y et al. [The acute aortic syndrome.] Dtsch Arztebl 2003; 100: A326–333 [In German]

Manghat NE et al. Multi-detector row computed tomography: imaging in acute aortic syndrome. Clin Radiol 2005; 60: 1256–1267

Romano L et al. Multidetector-row CT evaluation of nontraumatic acute thoracic aortic syndromes. Radiol Med (Torino) 2007; 112: 1–20

Schmidt M et al. [Imaging of acute aortic syndromes.] Rofo 2007; 179: 551–554 [In German]

Vilacosta I, Roman JA. Acute aortic syndrome. Heart 2001; 85: 365–368

主动脉穿透性溃疡

定义

➢ 流行病学

主动脉穿透性溃疡的确切发生率不详,随着对此病了解程度的增加,被确诊的数量也随之增加;目前估算,主动脉穿透性溃疡占急性主动脉综合征总数的 5%～10%;男性多于女性。

➢ 病因、病理生理及发病机制

主动脉穿透性溃疡是因为动脉粥样硬化斑块内溃疡进一步发展,穿透内膜进入中膜所致,常可导致壁内血肿形成。穿透性溃疡可被视为不完全型夹层,管壁的硬化斑块可阻止此种夹层沿血管纵轴进一步发展。溃疡大小从几毫米至 2.5cm 不等(指溃疡横径及深度),且在降主动脉好发。进展期的动脉硬化及动脉性高血压是本病的危险因素。主动脉夹层、壁间血肿和穿透性溃疡在病理上非常相近,可能是同一疾病的不同阶段。

影像学征象

➢ 优选方法

CT 及 CTA、MRI 及 MRA。

➢ 经食管超声心动图表现

主动脉管壁局限性的、"火山口"状的缺损,经常伴有严重的、全身性的主动脉管壁粥样硬化表现。

➢ CT 及 CTA 表现

急性及亚急性期,CT 平扫可见主动脉管壁高密度的血肿。增强图像可见主动脉管壁上出现局限性的、"火山口"状的对比剂充盈区。溃疡周围的主动脉管壁增厚、强化。经常伴有严重的、全身性的主动脉管壁动脉粥样硬化表现。

➢ MRI 及 MRA 表现

急性及亚急性期,T_1WI 可见主动脉管壁有高信号血肿。其余表现同 CT 增强表现。MRI 的优势是能分辨出血肿和动脉粥样硬化斑块。但是,急性期不适合行 MRI 检查。

➢ DSA 表现

主动脉壁内由于局限性对比剂充盈所致的外凸影。多角度斜面重建有利于小溃疡检出。本项检查不仅仅以诊断为目的,而主要于血管内治疗前。

图 4.13 CTA 示降主动脉穿透性溃疡,呈"帽形"(直箭所示)

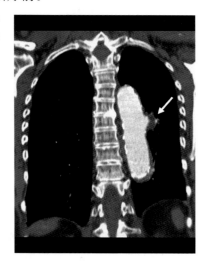

190

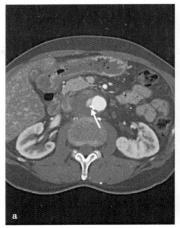

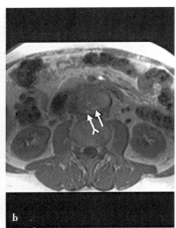

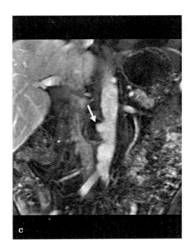

图 4.14a-c 腹主动脉穿透性溃疡（直箭所示）伴发一个大血肿。a、CTA；b、轴位 T_1WI 示壁内血肿为高信号区域（分叉箭示）；c、冠状位CE-MRA

临床方面

➢ 典型表现

急性、严重的胸痛,向背部放射;有时可无症状,为偶然发现。

➢ 治疗选择

疾病初期可行抗高血压的保守治疗;当合并并发症(持续疼痛、溃疡扩大、溃疡穿孔、血栓形成)时,应行支架或手术治疗。

➢ 病程与预后

对于稳定性患者,保守治疗可取得很好效果;不稳定型可进展为夹层、动脉瘤、假动脉瘤,甚至破裂。

➢ 临床医生要了解的内容

溃疡的位置;大小——特别对于慢性病例很重要;有无并发症(夹层、动脉瘤、破裂)。

鉴别诊断

主动脉夹层	◇ 较主动脉溃疡范围更广泛
	◇ 两个管腔
	◇ 动脉粥样硬化程度不重(但从溃疡进展为夹层者例外)
夹层伴血栓	◇ 范围常较主动脉溃疡更广泛
	◇ 可以为主动脉溃疡的后遗症
壁间血肿	◇ 无溃疡的火山口征

	◇ 内膜连续、无中断
动脉瘤伴附壁血栓	◇ 较主动脉溃疡范围更广泛
	◇ 典型的动脉瘤构成
动脉粥样硬化斑块	◇ 范围较广
形成溃疡	◇ 弥漫钙化
	◇ T_1 加权像呈低信号

要点及盲点

由于对疾病缺乏了解而致漏诊;不能忽略 CT 平扫。

参考文献

Hayashi H et al. Penetrating atherosclerotic ulcer of the aorta: imaging features and disease concept. RadioGraphics 2000; 20: 995–1005

Manghat NE et al. Multi-detector row computed tomography: imaging in acute aortic syndrome. Clin Radiol 2005; 60: 1256–1267

Stanson AW et al. Penetrating atherosclerotic ulcers of the thoracic aorta: natural history and clinicopathologic correlations. Ann Vasc Surg 1986; 1: 15–23

Sundt TM. Intramural hematoma and penetrating atherosclerotic ulcer of the aorta. Ann Thorac Surg 2007; 83: S835–841

主动脉壁间血肿

定义

> 流行病学

主动脉壁间血肿占急性主动脉综合征的 5%～20%。

> 病因、病理生理及发病机制

壁间血肿常局限于主动脉的管壁内。出血通常来自于滋养血管破裂,内膜通常完好,与主动脉管腔无沟通;也可由穿透性溃疡所致。壁间血肿也采用 Stanford 分型,与主动脉夹层相同。主动脉夹层、壁间血肿及穿透性溃疡是一类病理上相近的疾病,可以被认为是同一疾病不同的发展阶段。

影像学征象

> 优选方法

CT 及 CTA、MRI 及 MRA。

> 经食管超声心动图表现

主动脉局限性管壁增厚,类似血栓,呈低回声;管壁钙化向内移位;管腔光滑,不伴随内膜缺损。难以同时显示整个主动脉是该检查的缺陷。

> CT 及 CTA 表现

常用于介入治疗前的筛查。急性及亚急性期壁间血肿在 CT 平扫上显示主动脉壁的高密度血肿;增强CT 可见管壁局限性的、半月形增厚,类似于血栓改变。

同时,可见管壁钙化斑块受血肿推挤内移;管腔光滑,不伴随内膜破口。采用心电门控可抑制降主动脉搏动性伪影。

➢ MRI 及 MRA 表现

用于有无复发出血的筛查。急性及亚急性期,SE T_1WI 上可见病变动脉的管壁内高信号血肿。根据血肿信号可评估病变新旧程度,而其余一些表现与 CT 类似。急性期患者不适合 MRI 检查。

➢ DSA 表现

85%的病例表现正常。

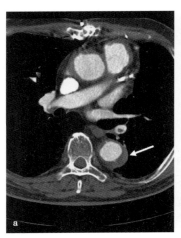 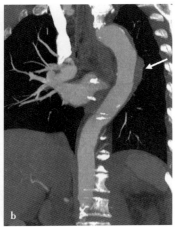

图 4.15a,b　主动脉壁间血肿。CTA 轴位图(a)、冠状位图(b)显示降主动脉局限性壁间血肿(Stanford B 型,直箭所示)。另外,轴位图(a)还偶然发现肺动脉血栓

临床方面

> 典型表现

严重的胸部疼痛,并向背部放射。

> 治疗选择

Stanford A 型者采用升主动脉替代手术治疗。B 型采用抗高血压药物的保守治疗;一旦出现并出症,则必须采用手术或支架植入。

> 病程与预后

80%的 Stanford A 型病例会伴发夹层,早期致死率为 42%,手术治疗能够提高预后。Stanford B 型患者并发症较少,可能并发夹层及动脉瘤,早期致死率为 8%。

> 临床医生要了解的内容

壁间血肿的位置及类型、大小;有无复发的血肿;并发症发生(夹层、动脉瘤)。

鉴别诊断

主动脉夹层伴附壁血栓	◇ 内膜破口,合并有血栓,常显示欠清
	◇ 范围常较壁间血肿广泛
	◇ 有时很难与壁间血肿区分
主动脉穿透性溃疡	◇ 小的、局限性内膜缺失,而对比剂进入管壁内
	◇ 常伴发壁间血肿

主动脉瘤伴附壁血栓	◇ 典型的动脉瘤征象
	◇ 管腔明显不规则
动脉粥样硬化斑块	◇ 病变广泛
	◇ 散在的钙化斑块
	◇ 管腔明显不规则

要点及盲点

由于对本病不了解而致漏诊；不要忽略 CT 平扫的价值。

参考文献

Dieckmann C et al. [Intramural hemorrhage of the thoracic aorta.] Rofo 1998; 169: 370–377 [In German]

Manghat NE et al. Multi-detector row computed tomography: imaging in acute aortic syndrome. Clin Radiol 2005; 60: 1256–1267

Murray JG et al. Intramural hematoma of the thoracic aorta: MR image findings and their prognostic implications. Radiology 1997; 204: 349–355

Sundt TM. Intramural hematoma and penetrating atherosclerotic ulcer of the aorta. Ann Thorac Surg 2007; 83: S835–841; discussion S846–850

主动脉夹层

定义

➤ 流行病学

主动脉夹层每年发病率约为 2～5：100 000；男性的发病率约为女性的两倍；发病高峰年龄为 40～80 岁。

➤ 病因、病理生理及发病机制

主动脉近段内膜出现破口，血液经由内膜破口进入中膜，在中膜与外膜间形成假腔（阻力最小的通路）；假腔向远段延伸，最终与真腔于返折点汇合。主动脉夹层最常见的病因为慢性高血压所致的动脉粥样硬化；其他原因包括创伤、马方综合征、二叶主动脉瓣、主动脉缩窄、大动脉炎、妊娠。主动脉夹层、主动脉壁间血肿、主动脉穿透性溃疡是一类非常相近的疾病，被认为是同一疾病的不同发展阶段。

影像学征象

➤ 优选方法

CTA。

➤ 经食管超声心动图表现

主动脉扩张；直、假腔之间见内膜片。该项检查的优势是能够较好地发现并发病：心包填塞、主动脉受累、主动脉瓣闭锁不全；劣势是对主动脉较大分支（例如：颈动脉、肾动脉）是否受累、远离膈肌的真假腔汇合点能否显示以及血管有无破裂风险的评估有限。

4. 胸部血管

➢ CTA 表现

主动脉扩张,并可见内膜片和真假腔。真腔较小、早期强化明显;假腔管腔较大、稍延迟强化。假腔内有细线样结构相互连接("蜘蛛网"改变),并有血栓形成。CT 优势为能显示所有受累动脉及器官,并可以发现心脏并发症。纵隔血肿及血胸为主动脉夹层破裂的急性征象。CT 可作为介入前筛查的方法。CT 扫描时采用心电门控可抑制升主动脉搏动性伪影。

➢ MRI 及 MRA 表现

与 CTA 征象基本相似。急性期患者不适合 MRI 检查。MRI 可以用于慢性夹层的随诊检查,并能可靠地评估心功能。

➢ DSA 表现

主动脉扩张,可见内膜片和真假腔;真腔较小、早期充盈;假腔管腔较大、延迟充盈。目前,DSA 已经很大程度上不用于单纯诊断,而仅用于血管内治疗的术前检查。

图 4.16 主动脉夹层 Stanford 分型(因为与治疗方案密切关联,目

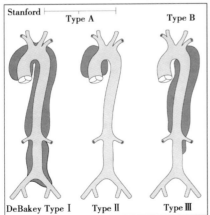

前被广泛应用):
A 型——夹层累及升主动脉;B 型——升主动脉不受累。
DeBakey 分型(目前应用较少):I型——原发破口位于升主动脉,主动脉弓及降主动脉受累;II型——原发破口位于升主动脉,仅升主动脉受累;III型——原发破口位于主动脉峡部,仅降主动脉受累

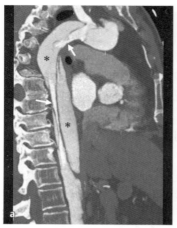
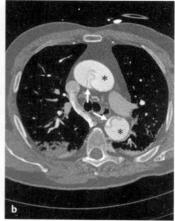

图 4.17a,b 主动脉夹层（Stanford A 型）。CTA 示真腔小、强化明显（直箭所示）；假腔位于外周、较大、强化幅度相对弱（星号所示）

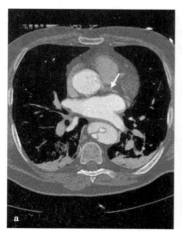
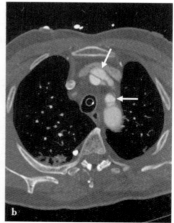

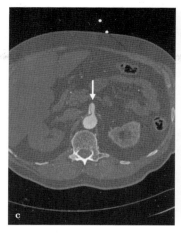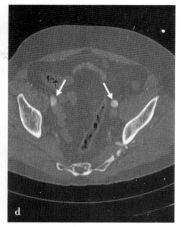

图 4.18a-d 与图 4.17 为同一病人。CTA 示夹层累及以下血管：左冠状动脉主干闭塞（直箭所示），并导致心肌梗死（a）；主动脉弓上所属分支（b，直箭所示）；肠系膜上动脉（c，直箭所示）；双侧髂动脉（d，直箭所示）。

临床方面

➢ 典型表现

25％的病人可无症状。典型症状为急性胸痛，向背部放射，并可出现休克、神经功能不全、高血压急症（肾动脉受累）、肠缺血及下肢缺血症状。Stanford A 型有时并发心包填塞、主动脉瓣关闭不全、心肌梗死（冠脉受累）。

➢ 治疗选择

Stanford A 型：应立即实施升主动脉替代术；有时也需同时实施主动脉瓣置换术。Stanford B 型：无并发症者可实行抗高血压的保守治疗;合并并发症者(如严重缺血、怀疑破裂)需行支架置入或血管内开窗处理。

➢ 病程与预后

Stanford A 型,术前每小时死亡率为 1%;Stanford B 型,五年存活率约为 60%。

➢ 临床医生要了解的内容

主动脉夹层的类型及累及范围;假腔的血流量或有无血栓;有无心肌并发症;缺血累及的主动脉分支;主动脉破裂风险;测量主动脉尺寸为行支架置入治疗做准备。

鉴别诊断

壁间血肿	◇ 主动脉壁半月形增厚
	◇ 无假腔
	◇ 内膜完整
	◇ 有时难与假腔伴附壁血栓的夹层鉴别
创伤性主动脉破裂	◇ 主动脉管壁缺损
	◇ 纵隔血肿
	◇ 无典型内膜片
主动脉穿透性溃疡	◇ 对比剂自局限性内膜缺损处突向管壁内
	◇ 无内膜片
胸主动脉瘤	◇ 主动脉扩张伴附壁血栓
	◇ 无内膜片及假腔

要点及盲点

不要将 CT 上升主动脉搏动性伪影与内膜片混淆。

参考文献

Kapustin AJ, Litt HI. Diagnostic imaging for aortic dissection. Semin Thorac Cardiovasc Surg 2005; 17: 214–223

O'Gara P. Aortic dissection: Pathophysiology, clinical evaluation, and medical management. In: Creager MA et al. (eds). Vascular Medicine: A Companion to Braunwald's Heart Disease. Philadelphia: Saunders; 2006

Sbarzaglia P et al. Interventional techniques in the treatment of aortic dissection. Radiol Med (Torino) 2006; 111: 585–596

创伤性主动脉破裂

定义

> 流行病学

每 1000 名胸部钝伤患者中约有 3 人发生主动脉破裂。

> 病因、病理生理及发病机制

高速状态下突然减速(常见于机动车交通事故中)产生的剪切力作用于主动脉壁导致其损伤。典型部位(约 90% 病例)发生于主动脉峡部(凹面),因其是相对活动度较大的主动脉弓与相对固定的降主动脉的连接部位。完全性破裂者(占 80%～90%)由于大量失血导致即刻死亡;不完全性破裂者因有完整的内膜结构阻挡而防止大量出血。90% 的病人可出现严重的伴发伤。

影像学征象

> 优选方法

CTA 为首选,可作为复合伤患者全身 CT 扫描的一部分。

> 标准仰卧位 X 线胸片表现

约 93% 的病例可于标准胸片发现异常,表现为主动脉外形不规则;纵隔增宽(但因病人仰卧位而较难判断);气管及食管向右侧移位、左主支气管向足侧移位;常见左侧血胸;左肺尖部胸膜血肿("肺尖胸膜帽")。

> 经食管超声心动图表现

经食管超声是一种精确、无创的检查方法；常作为不典型患者 CTA 的补充检查。表现有：假性主动脉瘤，显示为主动脉壁外形的不规则；厚薄不均的内膜片，由内膜或内、中膜组成；彩色多普勒显示湍流；纵隔血肿（常由小的纵隔静脉撕裂引起）。

> CTA 表现

假性主动脉瘤，表现为主动脉壁外形不规则；厚薄不均的内膜片；纵隔血肿；左血胸。采用心电门控可抑制升主动脉搏动性伪影。

> DSA 表现

假性主动脉瘤，表现为主动脉壁外形的不规则；厚薄不均的内膜片。现已不用来单纯诊断，而仅用于血管内介入治疗前。

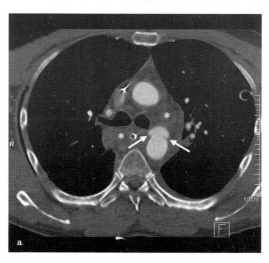

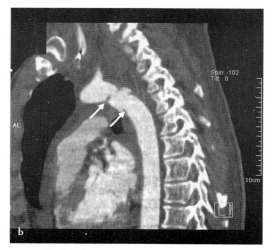

图 4.19a,b 典型部位的不完全创伤性主动脉破裂。CTA 轴位(a)、矢状位(b)图像显示主动脉峡部壁不规则,假性动脉瘤形成以及内膜片(直箭所示),并见纵隔血肿(星号标记)。气管、食管向右移位

临床方面

➤ 典型表现

患者多因骤然减速而导致的多发创伤,常见于机动车交通事故及高处坠落;胸部创伤表现;可能发生低血容量性休克。

➤ 治疗选择

紧急行支架置入或开胸手术。

➤ 病程与预后

完全性破裂者生存希望渺茫。未经处理的部分破裂患

者,80% 在 24 小时内死亡,而绝大多数(98%)在 10 周内死亡;经过治疗的部分破裂患者,60%~70%患者可存活。合并症的出现将增加致死率。

➢ 临床医生要了解的内容

主动脉破裂部位;纵隔血肿范围;有无合并症;主动脉径线测量,为支架置入做准备。

鉴别诊断

创伤患者以往就存在的 ◇ 慢性主动脉附壁斑块
胸主动脉瘤或慢性主动 ◇ 无纵隔血肿
脉夹层 ◇ 明显钙化

要点及盲点

注意识别 CT 上升主动脉搏动性伪影,可能与内膜片相混淆。年轻患者纵隔内未退化的胸腺组织可能与纵隔血肿混淆。

参考文献

Albrecht T et al. [The role of whole body spiral CT in the primary work-up of polytrauma patients—comparison with conventional radiography and abdominal sonography.] Rofo 2004; 176: 1142–1150 [In German]

Balm R, Hoornweg LL. Traumatic aortic ruptures. J Cardiovasc Surg (Torino) 2005; 46: 101–105

Bohndorf K et al. [Diagnosis of posttraumatic ruptures of the thoracic aorta using chest x-ray and angiography.] Rofo 1984; 140: 515–519

Manghat NE et al. Multi-detector row computed tomography: imaging in acute aortic syndrome. Clin Radiol 2005; 60: 1256–1267

Vignon P et al. Role of transesophageal echocardiography in the diagnosis and management of traumatic aortic disruption. Circulation 1995; 92: 2959–2968

胸主动脉瘤

定义

> 流行病学

胸主动脉瘤的发生率为 4.5∶100 000,明显较腹主动脉瘤少。近些年,在西方国家,由于风疹病毒被控制,胸主动脉瘤发病率明显下降。男性发病率为女性 3 倍。

> 病因、病理生理及发病机制

胸主动脉呈局限纺锤状或囊状扩张(80%),为正常管腔的 1.5 倍。发病部位:60% 发生于升主动脉(10% 位于主动脉弓),40% 位于降主动脉(10% 位于腹主动脉)。常见的致病原因包括伴随或不伴随高血压的动脉壁中层囊性坏死(升主动脉)及动脉粥样硬化(降主动脉);少见原因包括动脉先天性缺陷、外伤(假性动脉瘤)、风疹、动脉炎及马方综合征。

影像学征象

> 优选方法

CTA。

> 标准胸部 X 线平片表现

纵隔增宽;主动脉弓及主动脉轮廓增宽;壳状主动脉钙化;气管移位。

> 经食管超声心动图表现

主动脉呈局限性纺锤状或囊状扩张。彩色多普勒技术可以识别血管腔内附壁血栓。该检查的优点是可以同时评估其他心脏疾患,特别是主动脉瓣缺损;缺点为对主动脉弓上所属分支的精确位置显示欠佳。

> CTA 表现

主动脉呈局限性纺锤状或囊状扩张;伴附壁血栓;动脉瘤管壁可见半月状钙化;可能显示左心室扩张和/或肥厚。CTA 的优势是利用多平面重建(MPR)可以评价动脉瘤与主动脉弓上所属分支的空间关系。另外,该检查也可以作为支架置入前的检查手段。

> MRI 及 MRA 表现

与 CT 表现基本相同;如果不使用对比剂,很难区分管腔和血栓;很难显示主动脉管壁钙化。

> DSA 表现

由于只能看到扩大的主动脉管腔而看不到血栓,主动脉瘤的真正大小常被低估。肋间动脉起始处常闭塞。现已不单纯用于诊断目的,仅用于血管内介入治疗时。

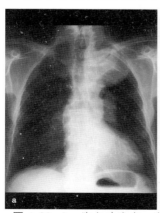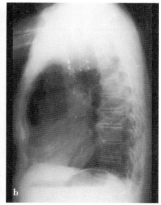

图 4.20a,b 胸主动脉瘤。胸部正侧位平片显示起源于主动脉弓的较大的主动脉瘤

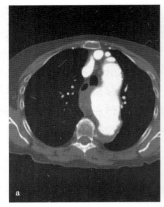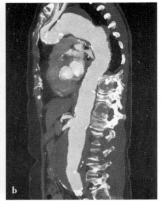

图 4.21a,b 胸、腹主动脉瘤。CTA 轴位图像(a)及沿主动脉的旁矢状位 MPR 重建图(b)显示主动脉瘤起源于主动脉峡部的远段

表 4.1 诊断标准

血管部位	正常外径	动脉瘤径
升主动脉	≤3.0cm	≥5.0cm
降主动脉	≤2.5cm	≥4.0cm

临床方面

➢ **典型表现**

25%～50%患者无症状;一般较大的动脉瘤才出现症状,症状包括:胸骨后疼痛、后背痛、吞咽困难、呼吸困难、颈静脉瘀血、声音嘶哑(喉返神经麻痹)。

➢ **治疗选择**

发生于主动脉弓及升主动脉的动脉瘤需要手术处理,发生于降主动脉的动脉瘤要行支架置入或手术治疗。直径超过 6cm、有症状且直径每年增加 1cm 的动脉瘤可行手术或血管腔内治疗。

➤ 病程与预后

随着瘤体缓慢增长，动脉瘤破裂的风险会增加。每年破裂率：瘤径＜5cm：2％；5～5.9cm：3％；≥6cm：7％。治疗成功后，预后较好。

➤ 临床医生要了解的内容

动脉瘤的位置及大小；有无即将发生破裂的征象，即"新月征"：CT 平扫上的高密度血栓，且血栓内有对比剂充盈；或已发生破裂征象（见胸主动脉瘤破裂）；其他大血管情况（其他的动脉瘤、动脉狭窄）；测量主动脉径线为支架置入做准备。

鉴别诊断

壁间血肿	◇ 主动脉外径增宽，管壁新月状增厚而管腔保持不变；
	◇ 管壁钙斑位于血肿与管腔之间（动脉瘤管壁钙化位于血栓外侧）。
主动脉穿透性溃疡	◇ 内、中膜局限性的缺损，伴对比剂溢入管壁；
	◇ 常伴小的、局限性血肿；
	◇ 管腔宽度保持不变。
假性动脉瘤	◇ 包膜由结缔组织形成；
	◇ 影像上鉴别困难；
	◇ 经常发生于创伤后或医源性，所以病史是确诊非常重要的一部分。

要点及盲点

要同时显示腹主动脉；管径必须测量外径。

参考文献

Black JH 3rd, Cambria RP. Current results of open surgical repair of descending thoracic aortic aneurysms. J Vasc Surg 2006; 43 Suppl A: A6–11

Isselbacher EM. Thoracic and abdominal aortic aneurysms. Circulation 2005; 111: 816–828

Kougias P et al. Endovascular management of thoracic aortic aneurysms. Preoperative imaging and device sizing. J Vasc Surg 2006; 43 Suppl A: A48–52

Nataf P, Lansac E. Dilation of the thoracic aorta: medical and surgical management. Heart 2006; 92: 1345–1352

感染性(真菌性)动脉瘤

定义

➢ 流行病学

在所有动脉瘤中,感染性动脉瘤的相对发生率为 0.8%～3.3%。

➢ 病因、病理生理及发病机制

此类动脉瘤系由微生物感染所致;既往存在的动脉瘤很少被感染。最常见的病原菌为葡萄球菌及沙门氏菌;感染途径包括血源性(肺炎或败血症)、淋巴源性(结核性主动脉炎),也可通过直接扩散(化脓性心包炎、骨髓炎),或为外伤后及医源性所致。2/3 病例有肾上水平的主动脉分支受累。

影像学征象

➢ 优选方法

CTA。

➢ CTA 表现

典型表现为囊状动脉瘤,呈分叶状;动脉瘤周围脂肪组织内可见液体存留或积聚;瘤内可见到气体影;瘤体可迅速增大。

➢ MRI 表现

增强 T_1WI 利于动脉瘤周的炎症反应的显示。

213

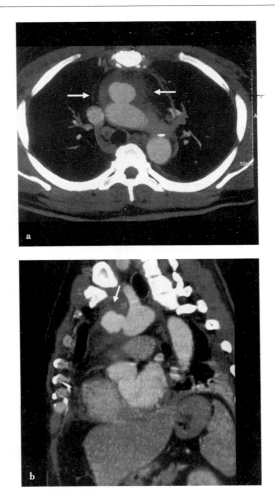

图 4.22a,b 心脏术后升主动脉感染性动脉瘤。CT 增强轴位 MIP 像(a)及矢状位重建像(b)显示动脉瘤周有炎性组织所环绕(直箭所示),增强后明显强化。

临床方面

> 典型表现

无特异性全身症状；局部炎症反应（发热、疼痛）；75％病例血培养阳性。

> 治疗选择

静脉性抗菌治疗；急诊手术；终生预防性抗菌治疗。

> 病程与预后

动脉瘤增大迅速（几天之内快速发展）；破裂风险高（手术时，已有一半以上的动脉瘤破裂）；致死率为16％～40％。

> 临床医生要了解的内容

动脉瘤发生感染的征象；感染灶；有无破裂。

鉴别诊断

动脉粥样硬化性动脉瘤	◇ 以往血管有病理性改变并管壁钙化
	◇ 呈囊状或纺锤状
	◇ 大小变化缓慢
炎性动脉瘤	◇ 发生于肾下水平主动脉分支及盆腔动脉
	◇ CT 增强可见腹膜后纤维化，表现为腹膜后高密度灶并伴有输尿管向中线移位，偶尔伴下腔静脉狭窄

要点及盲点

不能对动脉瘤的形成原因进行错误解读。

参考文献

Macedo TA et al. Infected aortic aneurysms: imaging findings. Radiology 2004; 231: 250–257

Malouf JF et al. Mycotic aneurysms of the thoracic aorta: A diagnostic challenge. Am J Med 2003; 115: 489–496

Welborn MB, Valentine RJ. Vascular infection. In: Creager MA et al. (eds.). Vascular Medicine: A Companion to Braunwald's Heart Disease. Philadelphia: Saunders; 2006

胸主动脉瘤破裂

定义

> 流行病学

胸主动脉瘤破裂的发病率明显少于腹主动脉瘤破裂；胸主动脉瘤年破裂率取决于瘤体直径：$<$5cm：2％；5～5.9cm：3％；$\geqslant$6cm：7％。

> 病因、病理生理及发病机制

既往有胸主动脉瘤或假性胸主动脉瘤，加上额外的高危因素，包括高血压、慢性肺部感染、女性、吸烟，造成主动脉壁结构渐进性崩解：病变最初表现为主动脉壁和血栓内的出血，继而形成小瘘道，造成纵隔血肿，最终管壁完全破裂。主动脉破裂可能累及食管、胸膜腔或心包。

影像学征象

> 优选方法

CTA 为首选。

> 标准胸部 X 线平片表现

纵隔增宽；主动脉增宽、模糊或轮廓丧失；气管及食管向右移位；左主支气管向足侧移位；常见左侧血胸；左肺尖部胸膜血肿（"肺尖胸膜帽"）。胸部平片对主动脉破裂直接征象的检出并不敏感。

> 经食管超声心动图表现

可见胸主动脉瘤；而对纵隔血肿常难以显示。

217

➢ CTA 表现

可见胸主动脉瘤;并可见纵隔血肿,左侧血胸;对比剂外渗是直接征象。此外,心包积血,食管内可见血或对比剂存在,均提示破裂累及心包或食管。CTA 的优势在于检查快速(有决定性意义)、扫描范围广(涵盖整个主动脉及其较大分支)、检出敏感。

动脉瘤径若快速增大,是动脉瘤即将破裂的征象。其他破裂的征象包括:相对于血栓,瘤腔迅速增大;新月形钙化中断;"新月征"出现:CT 平扫显示血栓内新月形高密度灶,提示急性出血;CTA 显示血栓内有新月形的对比剂充盈区。

➢ MRA 及 DSA 表现

由于 MRA 扫描时间较长,急性期病例不适于此项检查

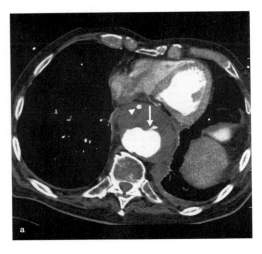

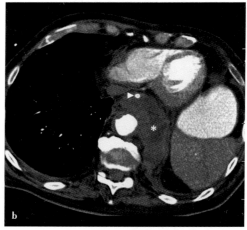

图 4.23a,b　胸主动脉瘤破裂。CTA 示主动脉瘤的破裂口（直箭所示）及大量纵隔血肿（星号所示）以及食管右移（三角所示）

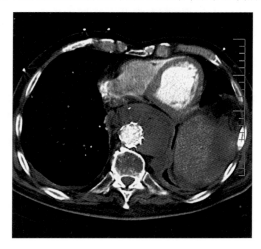

图 4.24　与图 4.23 为同一病人，主动脉支架置入术后

临床方面

> 典型表现

急性胸、背部针刺样剧痛；低血容量性休克；上、下肢间可能存在脉搏和血压差。

> 治疗选择

必须立即手术；急性降主动脉瘤也可行支架置入术。

> 病程与预后

致死率高，特别是累及升主动脉的完全性破裂；许多病人来不及抢救；围手术期并发症多（包括截瘫、急性肾衰竭），而且致死率高（约为 25%）；血管腔内治疗少用。

> 临床医生要了解的内容

急性对比剂外渗；血肿范围；动脉瘤位置及大小；主动脉弓上分支有无受累；有无合并主动脉瓣闭锁不全；测量主动脉径线为选择支架做准备。

鉴别诊断

主动脉穿透性溃疡破裂	◇ 主动脉管腔扩大，内中膜之间小的局限性缺损，对比剂由此进入管壁
	◇ 主动脉壁内血肿及纵隔血肿
	◇ 注意：主动脉瘤及主动脉穿透性溃疡经常同时发生

要点及盲点

影像检查不及时；未能同时显示腹主动脉。注意：大剂量对比剂弹丸式注入会引起血压及每搏排出量增高，最终导致致命性动脉瘤完全破裂。

参考文献

Black JH 3rd, Cambria RP. Current results of open surgical repair of descending thoracic aortic aneurysms. J Vasc Surg 2006; 43 Suppl A: A6–11

Manghat NE et al. Multi-detector row computed tomography: imaging in acute aortic syndrome. Clin Radiol 2005; 60: 1256–1267

Nataf P, Lansac E. Dilation of the thoracic aorta: Medical and surgical management. Heart 2006; 92: 1345–1352

肺动脉栓塞

定义

➢ 流行病学

每年静脉血栓栓塞事件(深静脉血栓及肺动脉栓塞)发生率约为 1：1000。

➢ 病因、病理生理及发病机制

90％以上的肺动脉栓塞是盆腔或下肢深静脉血栓的并发症。高危因素,请看"盆腔及下肢血管静脉血栓"章节。肺动脉栓塞可引起血流动力学紊乱,左、右心室输出量下降以及肺部气体交换障碍。

影像学征象

➢ 优选方法

CTA 为首选。

➢ 胸部超声表现

建议只应用于特殊病例,如对比剂过敏、肾衰、妊娠患者。典型表现为直径超过 5mm 的圆形或三角形的胸膜下低回声区(梗死区)。

➢ 超声心动图表现

主要用于已经确诊患者的右室压测量及功能不全的危险因素评估。

➢ 核医学通气/灌注表现

阳性表现(通气/灌注不匹配)对诊断有高预测值。但是,半数检查病例并无确定性发现。

> 标准胸部 X 线表现

常表现正常或仅有不相关的异常表现。典型表现包括局限性血流量减少("马赛克征"),肺门动脉球样扩张("肺门截断征")。少数有外周肺野的楔形实变("驼峰征")。

> CTA 表现

通过 CTA 与盆腔 CT 静脉造影结合可显示血栓确切来源。肺动脉充盈缺损是确诊依据;并有肺动脉扩张。

> MRA 表现

与 CT 表现基本类似。

> 肺动脉造影表现

现已较少应用。

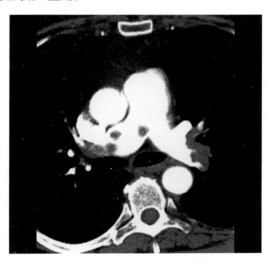

图 4.25 肺动脉栓塞,CTA 示肺动脉主干及分支内充盈缺损

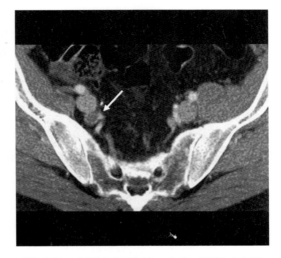

图 4.26 与图 4.25 为同一病人，CTV 示右髂内静脉血栓（直箭所示）

临床方面

➤ 典型表现

突发气短、胸痛、晕厥、咯血；二聚体实验阳性。

➤ 治疗选择

危险Ⅰ组（血流动力学稳定，不伴有右心室功能不全）：对于深静脉血栓采用抗凝治疗。危险Ⅱ组（血流动力学稳定，伴有右心室功能不全）：抗凝治疗；系统性溶栓。危险Ⅲ组及Ⅳ组（休克或需要复苏）：系统性溶栓及肝素抗凝治疗。另外，可采用机械取栓，使肺动脉再通。

维生素 K 的使用可作为预防性治疗。

➢ 病程与预后

症状发生的初始 1～2 小时内的致死率可达 90%；恰当抗凝治疗可将致死率从 30%降至 2%～8%。

➢ 临床医生要了解的内容

受累肺动脉的严重程度；血栓来源；血栓的新旧。

鉴别诊断

肺炎并肺叶膨胀不全 ◇ 肺野外周的楔形高密度影
◇ 病变中心血管未显示

要点及盲点

若肺炎合并膨胀不全时，在 CT 上与肺动脉梗死较难区分，有时两者同时发生。

参考文献

Interdisziplinäre S2-Leitlinie: Venenthrombose und Lungenembolie. VASA 2005; 34 (S66): 5–24

Mathis G et al. Thoracic ultrasound for diagnosing pulmonary embolism: a prospective multicenter study of 352 patients. Chest 2005; 128: 1531–1538

Schoepf UJ, Costello P. CT angiography for diagnosis of pulmonary embolism: state of the art. Radiology 2004; 230: 329–337

Stein PD et al. Multidetector computed tomography for acute pulmonary embolism. N Engl J Med 2006; 354: 2317–2327

遗传性出血性毛细血管扩张症(HHT)

定义

> 同义词:

Osler-Weber-Rendu 病。

> 流行病学

HHT 的发病率为 1:5000~8000;有地域差异;无性别差别。

> 病因、病理生理及发病机制

HHT 是血管结缔组织的常染色体显性遗传性疾病,分两型:HHT-1 型,9 号染色体内皮因子基因异常,30%~41%病例有肺动静脉畸形;HHT-2 型,12 号染色体激活素受体样激酶(ALK)基因异常,近 14% 病例有肺动静脉畸形。 两种类型均可导致皮肤、黏膜的毛细血管扩张及动静脉畸形(AVM),也可能累及其他器官(脑 5%～22%,肝 8%～31%,胃肠道 15%～44%)。

影像学征象

> 优选方法

MRI 检测脑 AVM 有优势;CT 检测脑外 AVM 更好(特别是肺及肝);导管造影是确诊方法,而且是定制治疗方案所不可或缺的方法。

➤ 标准胸部 X 线平片表现

单发,少数多发;肺内界限清晰的、圆形病灶;病灶与肺门间有粗大的血管连接(呈带状密度增高影)。

➤ 增强后超声心动图表现

能够显示肺 AVM;合并右向左分流者,注射超声对比剂后,对比剂不立即进入肺组织,而是先进入左房、左室。

➤ 彩色多普勒超声表现

若肝脏受累,B 超就可显示 AVM 的供血动脉及引流静脉。可见腹腔干及肝动脉血流量增加;偶尔,会直接显示异常的动、静脉短路。

➤ CT 表现

肺 AVM 表现为圆形或管状、与肺门间有血管相连的结构,密度与血液相一致。肝内异常血管也容易被显示。

➤ MRI 表现

由于血液流空效应,脑 AVM 的供血动脉及引流静脉在 T_1WI、T_2WI 均呈管状低信号。增强 T_1WI 可显示皮层下或软膜下异常血管,表现为强化的条状或点状结构。

➤ CTA,MRA,DSA 表现

CTA 和 MRA 可以很好地显示脑外的血管病变。DSA 能提供更准确的诊断,但是由于是有创性检查,通常仅用于栓塞治疗时。

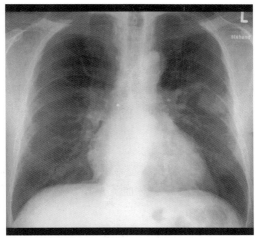

图 4.27 遗传性出血性毛细血管扩张症。标准胸部 X 线平片显示左肺中野隐约可见分叶状密度增高影,并通过条状结构与肺门相连

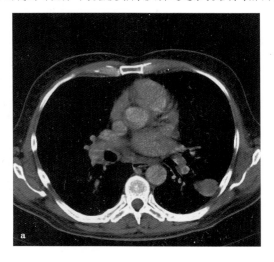

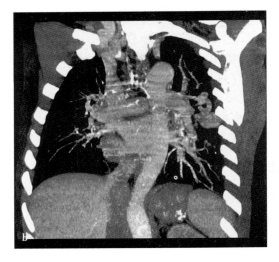

图 4. 28a, b 与图 4. 27 为同一病人。CT 增强轴位图像显示于左肺下叶背段的圆形、有分叶的强化灶(a),冠状位 MIP 显示病灶由左肺动脉的分支供血(b)

临床方面

➤ **典型表现**

90%以上的患者有鼻出血(经常为首发症状);受累器官不同,而表现症状也各异,包括喘鸣、青紫、心力衰竭、头痛、癫痫发作。

➤ **治疗选择**

对于内脏 AVM 应采用导管栓塞治疗;也可能需要手术治疗。

➢ 病程与预后

受累脏器不同,则临床病程也不同:如脑缺血损伤、脑脓肿、颅内出血、心功能衰竭、门体循环性脑病、静脉曲张出血。未经治疗且有症状的肺 AVM 的致死率约为 4%～22%,严重者可达 40%。妊娠期,肺 AVM 的并发性增多。

➢ 临床医生要了解的内容

受累脏器 AVM 的大小;是否可行栓塞治疗?

鉴别诊断

HHT 的确定诊断需要依据 Curacao 标准:鼻出血、毛细血管扩张、内脏病变以及家族史。70% 的肺 AVM 患者有潜在的 HHT,而脑 AVM 病例中仅有一小部分合并 HHT。

要点及盲点

非常重要的一点是妊娠前要除外肺 AVM。

参考文献

Buscarini E et al. Hepatic vascular malformations in hereditary hemorrhagic telangiectasia: imaging findings. AJR Am J Roentgenol 1994; 163: 1105–1110

Fulbright RK et al. MR of hereditary hemorrhagic telangiectasia: prevalence and spectrum of cerebrovascular malformations. AJNR Am J Neuroradiol 1998; 19: 477–484

Jaskolka J et al. Imaging of hereditary hemorrhagic telangiectasia. AJR Am J Roentgenol 2004; 307–314

Saluja S et al. Embolotherapy in the bronchial and pulmonary circulations. Radiol Clin North Am 2000; 38: 425–448

5. 腹部血管

双下腔静脉

定义

➤ 流行病学
双下腔静脉在人群中发病率约为 $0.2\%\sim3.0\%$。
➤ 病因、病理生理及发病机制
左上主静脉的肾后支未退化而持续存在,导致在左肾静脉之下出现两个静脉干,左侧静脉干汇入左肾静脉。

影像学征象

➤ 优选方法
均为偶然发现。

临床方面

➤ 典型表现
无症状。
➤ 治疗选择
无需治疗。
➤ 病程与预后
双下腔静脉畸形不会增加盆腔及下肢深静脉血栓的发生。

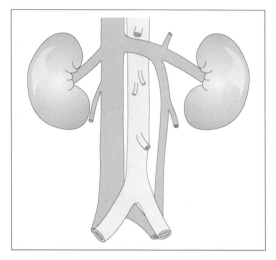

图5.1 双下腔静脉示意图

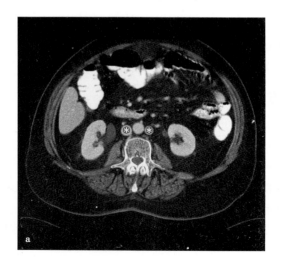

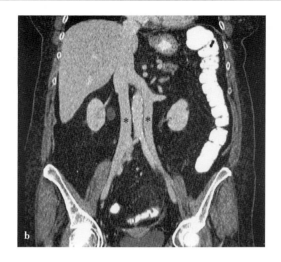

图 5. 2a,b: CT 增强扫描轴位像(a)和冠状位像(b)可见腹主动
脉两旁有粗大的静脉穿行而过(星号所示),左侧汇入左肾静脉

➢ 临床医生要了解的内容

安装下腔静脉过滤器及腹膜后腔手术前需要明确下腔
静脉有无变异。

鉴别诊断

腹膜后淋巴瘤 ◇ CT 示软组织密度肿块且轻度强化

要点及盲点

不要将双下腔静脉误诊为扩张的左侧睾丸静脉、卵巢
静脉或增大的腹膜后淋巴结。

参考文献

Bass JE et al. Spectrum of congenital anomalies of the inferior vena cava: cross-sectional imaging findings. RadioGraphics 2000; 20: 639–652

Minniti S et al. Congenital anomalies of the venae cavae: embryological origin, imaging features and report of three new variants. Eur Radiol 2002; 12: 2040–2055

腹主动脉瘤

定义

腹主动脉瘤是指腹主动脉管腔局限性增宽 50% 以上，为真性动脉瘤，主动脉管壁三层结构均扩张。

➢ 流行病学

典型发病年龄在 60～70 岁之间，男性发病率约为 1.3%～8.9%，女性发病率约为 1.0%～2.2%。年龄、性别、吸烟是最重要的三个危险因素。家系发病率增高提示可能存在基因遗传异常。经常伴发髂动脉瘤。

➢ 病因、病理生理及发病机制

动脉瘤形成主要由于生物机械力，或者感染伴反应性氧自由基合成增加，基质酶与金属蛋白反应，导致管壁胶原组织的蛋白水解。

影像学征象

➢ 优选方法

多层螺旋 CT 为首选方法。

➢ 一般表现

腹主动脉局限性或全程的扩张。局限性的扩张提示真菌感染或创伤所致。病变血管灌注增多且合并血栓形成。

➢ 超声，彩色多普勒超声表现

适于瘤径的测量及血管病变变化的评估；作为动脉瘤筛查的方法。

235

➢ CTA 及 MRA 表现

可在 MPR 上测量动脉瘤大小;能够显示动脉瘤与主动脉分支的关系;CT 平扫可见新月形钙化;周围脂肪组织可见炎性反应;主动脉壁模糊。CTA 及 MRA 适于治疗前检查。提示动脉瘤即将穿孔的征象有:瘤壁密度增高、对比剂外溢到血栓内或血管周围。

➢ DSA 表现

只有当 CTA 及 MRA 检查未成功或行带刻度导管引导支架置入术时,才采用 DSA。DSA 只能显示血流灌注较好的血管。当腰动脉未显示,提示血栓形成。

表 5.1　诊断标准值

腹主动脉	外直径
正常	1.8cm ～2.0cm
动脉瘤	＞3.0cm

图 5.3　腹主动脉瘤。腹主动脉 CTA-MIP 图类似于 DSA 的表现,显示肾下水平腹主动脉瘤样扩张,且髂动脉受累

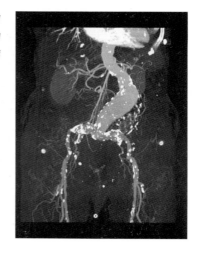

236

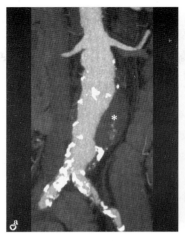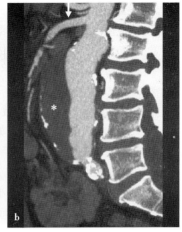

图 5.4a,b 腹主动脉瘤。CT 冠状位（a）、矢状位（b）重建图像（MPR）示腹主动脉梭形扩张，瘤腔内无血栓部分及血栓部分（星号所示）清晰可辨；动脉瘤与肾动脉及肠系膜上动脉关系亦清晰显示（直箭所示）

临床方面

➤ 典型表现

常无症状。典型症状包括腹痛；背痛；搏动性包块；80％直径超过 5cm 的动脉瘤可通过双手触诊发现。

➤ 治疗选择

对于直径大于 5cm 或 5 个月内瘤体直径增长了 0.5cm 的病例可选择进行手术治疗。采用血管修补术或支架置入开放性治疗。

237

➢ 病程与预后

动脉瘤在发生致命的破裂前,可以长期无症状。动脉瘤发生破裂的概率决定于瘤体直径:5cm 以下,破裂概率小于 1‰;5cm 以上,破裂概率约为 10‰;7cm 以上,破裂概率大于 30‰。

选择性手术 30 天内的致死率小于 6‰;五年生存率约为 70‰,但并发症较多。支架置入术 30 天内的致死率较手术治疗低,长期生存率与手术基本相同。

➢ 临床医生要了解的内容

需清楚腹主动脉瘤的大小,为手术及支架置入做准备;动脉瘤起止点;评价动脉瘤远端血流状况;有无夹层;即将破裂的征象。

鉴别诊断

动脉夹层	◇ 内膜撕裂,主动脉壁内大量出血
	◇ 动脉瘤样扩张,管径可变
	◇ 常起源于胸主动脉
动脉穿透性溃疡	◇ 血流(对比剂)局限性进入主动脉硬化斑块/或溃疡内
	◇ 常见于胸主动脉
	◇ 可导致动脉夹层
假性动脉瘤	◇ 瘤体仅由外膜及结缔组织包绕
	◇ 经常为主动脉壁外伤所致

真菌性腹主动脉瘤	◇ 50％病例有发热,80％病例白细胞增多,血培养阳性
	◇ 瘤体直径快速增大
	◇ 分叶状囊性动脉瘤
	◇ 主动脉壁内气体影
	◇ 主动脉周围脓肿形成
感染性腹主动脉瘤	◇ 请参照相关章节

要点及盲点

要同时完全显示胸主动脉、髂动脉及各大分支；要明确动脉远段有无动脉瘤存在。

参考文献

Dock W et al. [Prevalence of abdominal aortic aneurysms: a sonographic screening study.] Rofo 1998; 168: 356–360 [In German]

Sakalihasan N et al. Abdominal aortic aneurysm. Lancet 2005; 365: 1577–1589

Singh K et al. Prevalence of and risk factors for abdominal aortic aneurysms. The Tromsø study. Am J Epidemiol 2001; 154: 236–244

感染性腹主动脉瘤

定义

> 流行病学

感染性腹主动脉瘤占所有腹主动脉瘤的 5％～15％，
年发生率约为 0.1：100 000，流行率约为 1.4：100 000。
感染性腹主动脉瘤好发于 50～60 岁间，超过 80％的患者
为吸烟者；男性发病率约为女性的 6～30 倍。

> 病因、病理生理及发病机制

病因包括慢性主动脉周围炎、不同程度的炎性腹主动
脉瘤、特发性腹膜后纤维化（输尿管周病，Ormond 病），或
以上均有。感染性腹主动脉瘤病理主要表现为主动脉外膜
慢性、非特异性感染，有大量淋巴细胞及浆细胞浸润，可能
是由粥样硬化斑块上的抗原引发的局部免疫性反应。所有
病例中，10％病例累及胸主动脉，90％发生于肾动脉以下；
而 40％病例可累及髂动脉。

影像学征象

> 优选方法

CT 为首选。

> 超声及彩色多普勒表现

能够识别动脉瘤腔、血栓、半月状钙化及腹膜后的低回
声晕环；伴肾盂积水。

> CT 表现

主动脉前外侧的软组织密度影（"晕征"），平扫密度为与肌肉组织相仿；主动脉未向前移位；主动脉周围脂肪间隙内有液性密度影存在；输尿管可被软组织密度影包绕。急性期，主动脉周围软组织影可表现为明显增强，非急性期增强不明显；增强延迟相，输尿管可以显影。

> MRI 表现

主动脉周围软组织影，在 T1WI 上呈低信号，与周围脂肪组织分界清晰。急性期，软组织影在 T2WI 为高信号，而非急性期一般为低信号。主动脉管径正常，平均约为1.8～2.0cm，主动脉周围软组织影厚度一般为0.5～3.0cm。

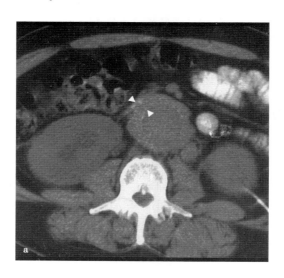

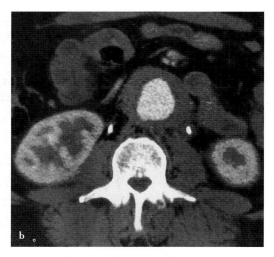

图 5.5a,b 感染性腹主动脉瘤。CT 增强（延迟相,a）示腹主动脉前外侧有软组织影包绕（箭头所示）,同样环绕左侧输尿管并轻度强化。左肾术后 1 年后 CT 增强（动脉期,b）,可见主动脉周围软组织影轻度强化,并见双侧输尿管 D-J 管置入

临床方面

➤ 典型表现

50%～80%病例表现为腹痛和/或背痛,20%～50%病例有发热及体重下降的症状。10%病例发生尿路梗阻,且常首先发生于左侧。广泛的腹膜后纤维化出现可致邻近器官受压。实验室检查可以提示急性感染的征象。

➤ 治疗选择

保守治疗的失败率及复发率均较高,可行开放式血管修补术;若有泌尿系梗阻需采用输尿管支架处理。动脉支

架置入治疗也可以考虑,但目前仅有个例报道。

➤ 病程与预后

感染性动脉瘤手术后 30 天致死率较非感染性的稍高。近 55% 的病例感染组织可于手术后完全清除。完全恢复需要数月至数年;病变可以复发。10% 病例可能需要动脉瘤修补。所以,建议对感染性动脉瘤进行 CT 及 MRI 定期随诊。

➤ 临床医生要了解的内容

动脉瘤的大小及感染范围(为手术及支架置入做准备);动脉根部有无受累。

鉴别诊断

非特发性腹膜后纤维化	◇ 病因包括:医源性、药物滥用、放疗、手术、创伤、肿瘤(淋巴瘤,肉瘤)、感染
	◇ 不总发生动脉瘤样扩张
	◇ 主动脉常向前移位
真菌性动脉瘤	◇ 发热(50% 病例)、白细胞增多(80% 病例)、血培养阳性
	◇ 瘤体快速增长
	◇ 分叶状、囊状动脉瘤
	◇ 主动脉壁内气体影
	◇ 主动脉周脓肿
动脉壁封闭式破裂	◇ 对比剂外溢至腔外

◇ 主动脉周围脂肪组织无炎性液体
存留

◇ 主动脉周围软组织影无增强

Takayasu 动脉炎 ◇ 好发于年轻女性

◇ 胸主动脉易受累

要点及盲点

增强延迟相是必须的,否则将影响对输尿管的显示。

参考文献

Meier P et al. Rethinking the triggering inflammatory processes of chronic periaortitis. Nephron Exp Nephrol 2007; 105: e17–e23

Schmitz F et al. [Inflammatory aortic aneurysm after vascular-prosthetic treatment. Morphological findings after years of incorporation.] Pathologe 2004; 25: 120–126 [In German]

Tang T et al. Inflammatory abdominal aortic aneurysms. Eur J Vasc Endovasc Surg 2005; 29: 353–362

Vaglio A et al. Chronic periaortitis: a spectrum of diseases. Curr Opin Rheumatol 2005, 17: 34–40

腹主动脉瘤破裂

定义

> 流行病学

腹主动脉瘤破裂是 55 岁以上男性死亡的第 10 位原因。腹主动脉瘤破裂的死亡率约为 60%～80%，在过去的 20 年内，如此高的死亡率基本没发生变化。

> 病因、病理生理及发病机制

腹主动脉瘤发生破裂的概率取决于动脉瘤径，<5cm 者在 1% 以下，>5cm 者约 10%，>7cm 者超过 30%。危险因素包括：高血压、慢性肺感染、性别、吸烟。70% 的腹主动脉瘤破裂发生于腹膜后腔，25% 发生于腹腔。

影像学征象

> 优选方法

多层螺旋 CT。

> 超声、彩色多普勒超声表现

适用于情况不稳定的腹主动脉瘤及腹膜后血肿病人，但对破裂的具体位置不能直接显示。

> 多层螺旋 CT 表现

动脉瘤持续增大为即将发生破裂的征象。与血栓相比，管腔大小增加；半月形钙化中断。破裂时发生时可见对比剂急性外渗；主动脉管壁连续性中断。肾脏向前移位；腹膜后血肿形成；出血扩散至其他腹腔间隙。主动脉被其邻近组织所遮掩("破裂包裹"征),常沿主动脉后壁。CT 平扫出现"半月征":动脉瘤内血栓上出现新月形高密度影,提示急性出血。CTA 示在血栓内新月状对比剂充盈。

临床方面

> 典型表现

腹主动脉瘤破裂是突发危及生命的急诊事件,30%～50%的病人在到达医院前死亡。主要表现为低血容量性休克;腹部搏动性肿块;不足 50%的病人存在三联症:背痛、低血压和搏动性肿块。

> 治疗选择

手术治疗为主;血管假体重建术后 30 天的平均死亡率为 50%,而支架置入术的应用持续增加,术后 30 天死亡率大约 20%。

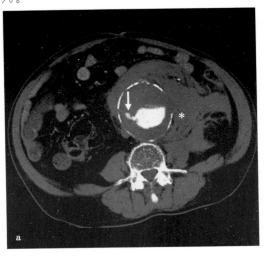

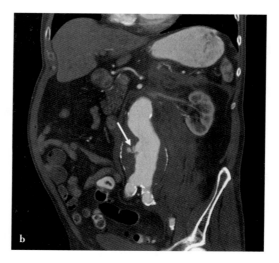

图 5.6a,b *腹主动脉瘤破裂。腹主动脉 CTA 轴位（a）和冠状位 MPR 像（b）示腹主动脉周围液体渗出（星号所示）；血栓内有对比剂充盈（直箭所示），并且与血管腔相通*

➢ **病程与预后**

腹主动脉瘤破裂的院前死亡率约为 65％；送至医院的病人中，50％发生死亡；术后 3 个月仍存活的病人，预后较好。

➢ **临床医生要了解的内容**

快速采集图像和及时做出诊断很关键。同时，需要了解动脉瘤破裂的位置、范围、大小以及受累的主动脉分支。

鉴别诊断

急腹症	◇ 病因较多
	◇ 大多数可被 CT 排除
真菌性主动脉瘤	◇ 分叶状、囊性
	◇ 炎性晕环或脓肿包绕主动脉
	◇ 可见到气体影
	◇ 有椎体改变
主动脉肠瘘	◇ 急性胃肠道出血，经常有"先兆性出血"预警
	◇ 黑便
	◇ 主动脉管腔内或管腔周可见气体
主动脉腔静脉瘘	◇ 心衰，左向右分流征象
	◇ 机器样杂音
	◇ 下肢水肿

要点及盲点

要避免因诊断性检查造成的诊治延误。

参考文献

Dore R et al. [Unusual CT features in ruptures of abdominal aortic aneurysms.] Rofo 1988; 148: 127–130 [In German]

Mehta M et al. Establishing a protocol for endovascular treatment of ruptured abdominal aortic aneurysms: outcomes of a prospective analysis. J Vasc Surg 2006; 44: 1–8

Rakita D et al. Spectrum of CT findings in rupture and impending rupture of abdominal aortic aneurysms. RadioGraphics 2007; 27: 497–507

Schwartz SA et al. CT findings of rupture, impending rupture, and contained rupture of abdominal aortic aneurysms. AJR Am J Roentgenol 2007; 188: W57–62

主动脉支架置入后内漏

定义

> 流行病学

15％～20％主动脉支架置入后的病例可发生内漏；普通腹主动脉瘤支架置入后发生破裂的概率不足 2％。

> 病因、病理生理及发病机制

内漏：血液持续由动脉瘤腔内流出到支架外；动脉瘤出现部分性压力降低；搏动性血压；动脉瘤腔容积无减小。

影像学征象

> 优选方法

CT。

> 一般表现

作为手术治疗的替代者，腹主动脉瘤的血管内治疗已被接受。在支架置入后行常规随诊检查的目的是：监测动脉瘤大小；内漏的检出和评估；监测置入的支架有无机械学的变化（迁移、扭转、折断）。根据动脉瘤腔内对比剂积聚位置可将内漏进行分类：

1 型：位于支架近端或远端；

2 型：位于支架外周、比邻主动脉壁的管状结构，与支架无沟通；

3 型：从腰动脉向后漏出，支架周围见晕环包绕。

> 超声表现

不适用于支架置入术后的常规随诊;超声造影可以用于检测流动缓慢的内漏(2 型),并且进行正确的分型。

> CT 表现

CT 增强后,动脉期可见内漏的供血动脉及早期对比剂的外渗。延迟期(动脉期后 60 秒)可见到动脉瘤腔内的对比剂积聚。不同方位的 MPR 可用于测量动脉瘤径的动态变化。

> MRA 表现

仅当支架材料不产生伪影时才能应用 MRA。成像质量至少要与 DSA 相媲美。TOF-MRA 技术及血管内造影有助于诊断。

> DSA 表现

很少用于支架术后内漏的检出,但有助于正确分型(CTA 的错误率约为 14%)。经导管动脉造影术要能显示支架主体的近端及远端,并且要能显示肠系膜上动脉及双侧髂动脉。

临床方面

> 典型表现

常无症状;定期随诊可以检出即将发生的支架术后内漏。

> 治疗选择

1 型内漏:需要立即治疗,采用血管成形术或者再次支架植入以巩固或延伸支架。

2 型内漏:目前存在争议;仅在动脉瘤腔的增大时建议

手术;可行栓塞治疗;

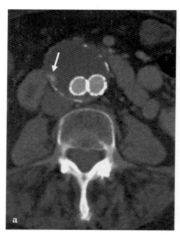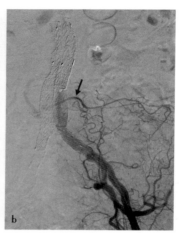

图 5.7a,b 腹主动脉瘤行支架置入术后内漏(2 型)。CT 增强动脉期(a)示支架外周发生对比剂浓聚(如白箭所示)。DSA 示导管位于置入支架的左侧支(b),可见内漏由腰动脉供血(黑箭所示)

3 型内漏:立即治疗;支架再次置入以阻止渗漏;

4 型内漏:很少见;无需治疗。

5 型内漏:重点要寻找漏口;如果未查到漏口,而动脉瘤增大,则建议手术治疗。

➢ 病程与预后

选择性支架置换后 30 天死亡率为 1.7%～3.5%,两年死亡率约为 15%。1 型和 3 型外漏需要立即治疗,2 型自发性闭塞率较高。

➢ 临床医生要了解的内容

动脉瘤的大小随时间的变化;支架的机械学变化;内漏

的确诊及分型。

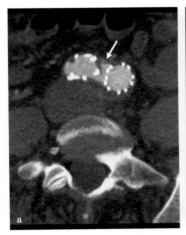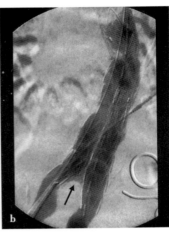

图 5.8a,b 腹主动脉瘤行支架置入术后内漏（1 型）。CT 增强动脉期（a）显示腹主动脉瘤支架远端有对比剂浓聚（直箭所示），支架的右髂动脉分支过短。DSA 示导管位于置入支架的主干内（b），支架远端内漏处有对比剂充盈（直箭所示）。

鉴别诊断

1 型内漏	◇ 漏口出现在支架的固定点
2 型内漏	◇ 侧支动脉发生内漏
3 型内漏	◇ 内漏发生在支架的缺损部分
4 型内漏	◇ 内漏由移植支架多孔所致
5 型内漏	◇ 因支架内部张力过高所致

要点与盲点

采集延迟期图像很重要。

参考文献

Pitton MB et al. [Classification and treatment of endoleaks after endovascular treatment of abdominal aortic aneurysms.] Fortschr Röntgenstr 2005; 177: 24–34 [In German]

Seifarth H, Kraemer S. [Endovascular therapy for ruptured aneurysms: Pre- and postinterventional diagnostic imaging.] Rofo 2008; 180: 223–230 [In German]

Stavropoulos SW, Charagundla SR. Imaging techniques for detection and management of endoleaks after endovascular aortic aneurysm repair. Radiology 2007; 243: 641–655

Stolzmann P et al. Endoleaks after endovascular abdominal aortic aneurysm repair: detection with dual-energy dual-source CT. Radiology 2008; 249: 682–691

慢性闭塞性主动脉病变

定义

➤ 流行病学

主动脉动脉粥样硬化性狭窄及闭塞经常发生；主动脉常单独受累，有时合并髂动脉病变。在德国，外周动脉闭塞性疾病的男性发病率为 2.2％，女性约为 1.8％。

➤ 病因、病理生理及发病机制

主要的致病原因为动脉粥样硬化、吸烟、糖尿病、脂肪代谢紊乱、高血压和老龄化。

小主动脉综合征是一种特殊恶性病例，发生在年轻（小于 55 岁）、长期吸烟的女性，常与过量的尼古丁滥用有关。

影像学征象

➤ 优选方法

多层螺旋 CT、MRI。

➤ 共同表现

腹主动脉局限性狭窄或闭塞，位置常较靠后、近分叉处；常伴大的侧支循环；有明显钙化。小主动脉综合征常表现为主动脉和盆腔动脉纤细，动脉分叉较高。

➤ 彩色超声多普勒表现

狭窄处血流速增加，并见狭窄后湍流及血流狭窄谱窗。盆腔超声检查常受肠内气体及肥胖限制而显示欠佳。难以显示复杂的血管状况，而且检查耗时。

> CTA 及 MRA 表现

对狭窄部位及其侧支循环均可以很好地显示。CTA能够可靠地评估血管钙化。由于中央动脉的管腔相对于钙化斑块较大,所以中央动脉受钙化伪影的影响常较外周动脉小。根据血管走行来选定层面能够简化图像处理。

> DSA 表现

当 CTA 及 MRA 图像质量达不到诊断要求时,或者需要立即行经皮介入治疗时才行 DSA 检查。主动脉闭塞时,行经腋动脉及支气管动脉的 DSA 检查受限。小主动脉综合征的主动脉管腔直径小于 1.2cm(正常值为 1.8～2.0cm)。

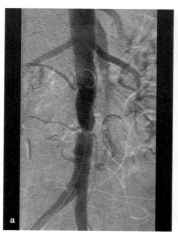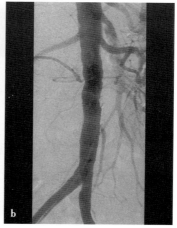

图 5.9a,b DSA 显示慢性闭塞性主动脉病变。约平腰 3 椎体的腹主动脉高度狭窄(a);经皮球囊血管成形术及支架置换术后,狭窄处扩张(b)

图 5.10 48 岁,女性吸烟患者。DSA 示腹主动脉近分叉处闭塞及侧支循环形成;肾下水平主动脉分支及盆腔动脉分支明显变细

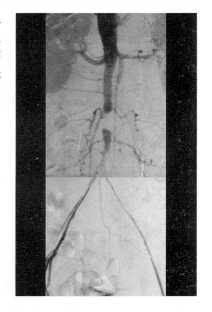

临床方面

> **典型表现**

间歇性跛行;当侧支循环充分时,休息时缺血性疼痛相对减轻。小主动脉综合征可见三联征:年轻女性吸烟者、腹主动脉远端受累和严重钙化。

> **治疗选择**

应减少危险因素而且尝试保守治疗;无法耐受的跛行应行血管成形术,如果可能的话,应行支架移植。当主动脉髂动脉管腔较小时,除了行血管成形术,可以考虑行开放性血管重建术(动脉内膜剥除术、股动脉分流术)。

鉴别诊断

勒里施综合征	◇ 常发生于 30～40 岁的男性吸烟者中
大动脉炎	◇ 常发生于 40 岁以下的女性
	◇ 高血压
	◇ 局部受累，伴动脉瘤
	◇ 也常累及其他中、大动脉
	◇ 有全身症状（急性）或神经系统症状（较晚发生）
不典型主动脉缩窄	◇ 20 岁以下男性
	◇ 可能为先天性的

参考文献

Caes F et al. Small artery syndrome in women. Surg Gynecol Obstet 1985; 161: 165–170

Poncyljusz W et al. Primary stenting in the treatment of focal atherosclerotic abdominal aortic stenoses. Clin Radiol 2006; 61: 691–695

Walton BL et al. Percutaneous intervention for the treatment of hypoplastic aortoiliac syndrome. Catheter Cardiovasc Interv 2003; 60: 329–334

勒里施氏综合征(Leriche syndrome)

定义

同义词:主动脉分叉完全闭塞综合征

➢ 流行病学

勒里施氏综合征是罕见的外周动脉闭塞性疾病。

➢ 病因、病理生理及发病机制

属于外周动脉闭塞性疾病,主要引起肾下水平主动脉闭塞,包括主动脉分叉、髂总动脉;最初表现为主动脉狭窄、之后由于附壁血栓形成进展为管腔闭塞;外周部位的血流灌注由发育成熟的胸腹壁侧支循环来维持。

影像学征象

➢ 优选方法

CTA、MRA。

➢ 特定表现

肾下水平的主动脉闭塞,包括主动脉分叉及髂总动脉。闭塞以远的血液供应源自胸腹壁发育良好的侧支循环。

➢ 彩色超声多普勒表现

对主动脉闭塞显示良好,但对侧支循环显示不佳。

➢ CTA、MRA 表现

主动脉闭塞以远水平的侧支循环和血液供应可以良好显示。

➢ DSA 表现

必须采用经腋动脉造影途径。DSA 对闭塞以远水平
的侧支循环和远端血供的显示可能不完整，取决于导管放
置的位置。

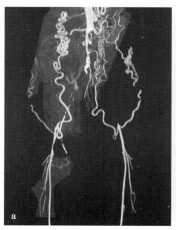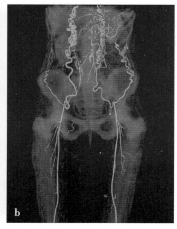

图 5.11a,b 勒里施氏综合征。CTA 显示肾下水平主动脉闭
塞，包括主动脉分叉及双髂总动脉。髂外动脉由发育成熟的腹
壁侧支循环供血

临床方面

➢ 典型表现

表现为双侧外周动脉闭塞病变的症状（Ⅱ～Ⅳ期）。双
下肢无力；可能伴发双侧急性缺血综合征。

➢ 治疗选择

主动脉-股动脉分流术；经皮腔内支架血管成形术。

> 病程与预后

　　手术治疗后,5年、10年存活率分别约为85%、55%。

> 临床医生要了解的内容

　　主动脉闭塞程度、侧支循环形成状况、腿部动脉有无其他狭窄或闭塞以及肾动脉有无狭窄。

鉴别诊断

　　主动脉和/或其　　　◇ 部分血管有血流灌注
分叉处高度狭窄

要点与盲点

　　由于血管闭塞可导致主动脉流速减慢,可能造成腿部动脉内对比剂未充盈即已完成 CTA 扫描,可以通过降低进床速度来解决这个问题。行 DSA 检查时,导管最好置于升主动脉内,可以更好的显示血管全貌。

参考文献

Carrafiello G et al. Endovascular treatment of steno-occlusions of the infrarenal abdominal aorta. Radiol Med 2006; 111: 949–958

Mavioglu I et al. Surgical management of chronic total occlusion of abdominal aorta. J Cardiovasc Surg (Torino) 2003; 44: 87–93

Ruehm SG et al. Contrast-enhanced MR angiography in patients with aortic occlusion (Leriche syndrome). J Magn Reson Imaging 2000; 11: 401–410

急性肠系膜缺血

定义

> 流行病学

急性肠系膜缺血好发于 60 岁以上的多系统疾病的病人中；1%的急性肠系膜缺血病人主诉有急性腹痛；急性肠系膜缺血占全部急诊腹部手术病人的 0.5%，而占主动脉手术后病人的 2%。非闭塞性肠系膜缺血常发生于心脏手术及透析病人。

> 病因、病理生理及发病机制

肠系膜动脉的血流量急性减少，循环血流量下降及大血管痉挛（以维持循环血量的正常）；如果缺血持续超过 15分钟将导致供血器官的结构改变及微循环损伤。病程开始是可逆的，但随即进展，发生肠壁坏死、腹膜炎、脓毒血症。

30%的肠系膜动脉闭塞由局部血栓形成所致，且常邻近出口处；而 25%发生由栓塞所致；其中 15%位于动脉起始处，50%发生于动脉近侧的 3~10cm 处，35%位于远段。80%病例累及肠系膜上动脉；15%病例合并肠系膜静脉血栓形成。

－非闭塞性肠系膜缺血占所有肠系膜缺血病例的 25%。

－其他病因包括肠梗阻、血管炎、外压、创伤。

影像学征象

> 优选方法

多层螺旋 CT。

> 彩色多普勒超声表现

肠系膜动脉多普勒信号缺失提示血管闭塞；若有肠梗阻发生，肠内气体常导致超声检查失败；肠系膜下动脉显示模糊。注意：适当延长检查时间。

> MSCT 表现

是新的诊断金标准，可以同时检查肠系膜动脉（CTA）、肠管及其他腹部器官。疑诊病人需立即行 CT 扫描；假如可以，口服水或甲基溶纤剂以增加肠道对比。

－特征表现包括直接显示动脉闭塞和/或肠系膜静脉血栓；肠壁不强化。

－非特征表现包括小肠扩张；小肠壁增厚；过度灌注；小肠阶段性延迟充盈；晚期肠壁持续强化；合并肠腔积气、腹腔游离气体、腹水。

> DSA 表现

当 MSCT 表现不典型或诊断不明确时建议采用 DSA，或者用于诊断非闭塞性肠系膜缺血，可以显示肠系膜上动脉分支的狭窄状况。可同时显示血管的扩张及狭窄，呈"珍珠链征"。肠系膜动脉弓痉挛。肠黏膜内动脉充盈障碍；肠系膜动脉血流缓慢（超过 20 秒）；肠系膜静脉延迟充盈。扩张的小肠肠壁厚度一般小于 3mm。动脉内罂粟碱注射是一种治疗方案。

临床方面

> 典型表现

常见于 60 岁以上，伴有腹痛及心脏疾病。肠系膜上动脉急性栓塞有典型的 3 个演变时相：突然发生、暂时缓解和全身症状加重。肠系膜动脉血栓及周围栓塞症状变化较

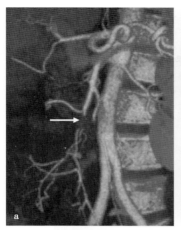 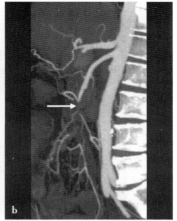

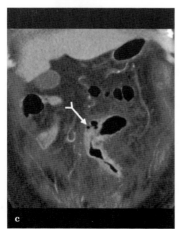

图 5. 12a-c 肠系膜上动脉闭塞所致的急性肠系膜缺血(直箭所示)。MSCT 血管动脉期容积重建(a)及 MIP(b)均显示肠系膜上动脉远端的右侧结肠动脉分支充盈缺损;冠状位 MPR 示小肠阶段性充血,肠系膜炎症及肠壁内游离气体(分叉箭所示,提示穿孔)

263

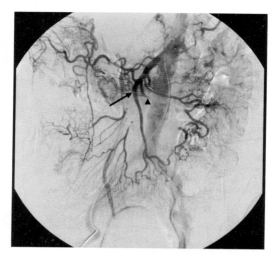

图 5.13 选择性肠系膜上动脉 DSA 示回结肠动脉（直箭所示）
及空肠动脉（箭头示）闭塞。回结肠动脉远段由空肠动脉近端
及右结肠动脉形成的侧支循环供血

大，取决于侧支循环形成程度，包括非特征性肌紧张及全腹
部无原因疼痛等。30％病人呕吐、腹泻、发热。非闭塞性肠
系膜缺血的并发症发生概率很高。

➤ 治疗选择

切除不可逆性坏死的肠管；血栓切除术；分流术；血管
腔内介入治疗，若不行剖腹术，则肠管探查是个问题；非闭
塞性肠系膜缺血可用罂粟碱治疗。

➤ 病程与预后

肠系膜动脉栓塞性闭塞的死亡率约为 70％；肠系膜上
动脉多发血栓形成的死亡率约为 80％～90％；非闭塞性肠

系膜缺血死亡率约为 90%；24 小时内手术，可将死亡率下降 20%。

➤ 临床医生要了解的内容

肠系膜动脉闭塞的位置、原因以及并发症。

鉴别诊断

肠系膜静脉血栓	◇ 肠壁严重变厚，可达 15mm；
	◇ 超声及 MSCT 可显示静脉内血栓。
由于绞窄性梗阻造成的缺血	◇ MSCT MPR 重建可识别病因；
	◇ 受累血管有典型的病程。
感染性肠疾病	◇ 血管结构正常；
	◇ 肠壁充血；
	◇ 肠壁增厚及狭窄交替出现。

要点与盲点

不要因为不必要的等待或耗时的初始诊断而延误进行 MSCT 检查。

参考文献

Horton KM, Fishman EK. Multidetector CT angiography in the diagnosis of mesenteric ischemia. Radiol Clin North Am 2007; 45: 275–288

Kirkpatrick ID et al. Biphasic CT with mesenteric CT angiography in the evaluation of acute mesenteric ischemia: Initial experience. Radiology 2003; 229: 91–98

Kraemer SC et al. [Nonocclusive mesenteric ischemia: Radiologic diagnosis and treatment.] Rofo 2003; 175: 1177–1183 [In German]

Levy AD. Mesenteric ischemia. Radiol Clin North Am 2007; 45: 593–599

慢性肠系膜缺血

定义

> 流行病学

尸检数据表明超过50％的50岁以上的老年人有内脏动脉的狭窄。

> 病因、病理生理及发病机制

动脉粥样硬化是主要致病原因（90％病例）；其他少见病因包括先天性疾病、大血管炎、肌纤维发育不良、血管外压及创伤。功能性缺血多由于心血管功能不全或腹腔干外在压迫所致。慢性、渐进性狭窄一般存在侧支循环。

影像学征象

> 优选方法

彩色多普勒超声、CTA 及 MRA。

> 共同表现

肠系膜动脉管腔狭窄或闭塞；狭窄后扩张；常发生在腹主动脉起始或分叉处；侧支循环形成；腹腔干闭塞可引起肝总动脉的血液逆流。

> 彩色多普勒超声表现

适于肠系膜动脉及腹腔干病变的筛查。对血管狭窄及闭塞的诊断敏感度低而特异性高。肠系膜上动脉重度狭窄（超过75％），表现为收缩期峰值速率超过280cm/s，腹腔干收缩期峰值速率超过 200cm/s。功能性实验包括餐前及标准实验餐后 45 分钟行彩色多普勒超声检查,正常情况下餐后灌注量增加 30%,但慢性肠系膜动脉的狭窄及闭塞的病例达不到标准。腹腔干血流动力学检查显示其血流随呼吸而变化。

➢ **CTA 表现**

经静脉快速注入对比剂后快速采集图像;检查前禁忌口服对比剂。常能显示肠系膜主干及 1~3 级分支。主动脉钙化也能被可靠地评估。

➢ **MRA 表现**

MRA 的技术要点包括经静脉快速注入对比剂及快速采集数据。通过标准餐前及餐后 45 分钟的相位-对比图像来行 MRI 功能性实验。分别于呼气相及吸气相检查以确认腹腔干血流有无随呼吸时相变化。

➢ **DSA 表现**

属于有创性检查;当 CTA 及 MRA 诊断困难,或一些小血管分支的需要显示,或需立即行介入治疗时才考虑应用 DSA。同样需要行呼气相及吸气相检查,以确定血流有无呼吸依赖性改变。

临床方面

➢ **典型表现**

常无症状;当两至三支主动脉分支同时受累时出现腹部绞痛。疝气样腹痛常出现在进食后 15 分钟。由于吸收不良及肠动力紊乱可导致体重减轻。上腹部血流杂音。当通过髂内动脉形成侧支循环时,由于窃血效应,腿部运动时,可导致腹部疼痛。

图 5.14 慢性肠系膜缺血血管成形术前行 DSA,可见肠系膜动脉高度狭窄(直箭所示)

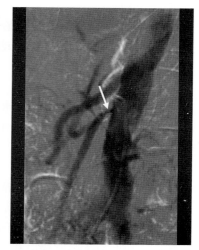

图 5.15 增强 MRA 示腹腔干起始处(直箭所示)高度狭窄

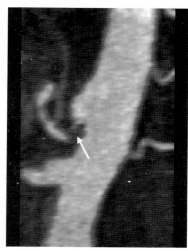

➤ 治疗选择

急性的肠系膜缺血死亡率约为 40%～60%，因此有症状的急诊病人应立即手术治疗。血管成形术及支架置入介入治疗可酌情选用，此外还有动脉分流术及动脉内膜切除术。

➤ 病程与预后

有动脉粥样硬化时，病程为渐进性的；约 20% 病例治疗后症状可复发。经皮血管内支架置入成形术的初期有效率较手术略低，而且一般需要早期重复治疗。PTA 及手术治疗的辅助有效率较相仿。

➤ 临床医生要了解的内容

有无并发症；血管成形术之前了解血流量；动脉狭窄或闭塞的程度；分流术的吻合部位；血管引流情况；门静脉系统。

鉴别诊断

压迫综合征（膈肌弓状韧带）	◇ 呼气相时腹腔干受压； ◇ 病因模糊的间歇性疼痛； ◇ 可能由于机械性神经刺激引起疼痛； ◇ 与饮食无相关性。
急性肠系膜缺血	◇ 腹痛急性发作； ◇ 常由肠系膜动脉栓塞所致； ◇ 突发的血管闭塞，常发生在分叉处； ◇ 较轻微的血管壁动脉粥样硬化。

要点与盲点

往往忽略了腹腔干的呼气相检查。

参考文献

Atkins MD et al. Surgical revascularization versus endovascular therapy for chronic mesenteric ischemia: a comparative experience. J Vasc Surg 2007; 45: 1162–1171

Cademartiri F et al. Multi-detector row CT angiography in patients with abdominal angina. RadioGraphics 2004; 24: 969–984

Otte JA et al. What is the best diagnostic approach for chronic gastrointestinal ischemia? Am J Gastroenterol 2007; 102: 2005–2010.

肠系膜动脉血管炎

定义

> 流行病学

地域不同,本病的分组也不同。

> 病因、病理生理及发病机制

肠系膜动脉管壁的非特异性炎症,常伴管壁坏死及管腔狭窄,也可累及所有血管。肠系膜动脉血管炎也称免疫复合性血管炎、寡免疫性血管炎或 ANCA 相关性血管炎、或 T 细胞介导性血管炎。Chapel Hill 标准是依据首先受累的血管大小及组织学发现或病理学改变对血管炎进行分类(分为原发性和继发性;此处的血管炎被认为是高级疾病的一部分)。

影像学征象

> 优选方法

CT、MRI 和 DSA。

> CT 及 MRI 表现

肠袢扩张;肠壁局限性或弥漫性增厚;肠壁黏膜下层的水肿和出血;肠壁异常强化;肠系膜血液瘀滞;血管壁蜂窝状改变("蜂窝征");腹水;淋巴结增大。年轻患者表现为少见部位的缺血征象(胃、十二指肠、直肠),而且小肠及大肠同时受累。

动脉管壁不规则增厚,血管狭窄,并有窄后扩张;可合

271

并动脉瘤；重者血管闭塞；侧支循环形成。CTA 及 MRA 可以显示血管改变，对其显示能力取决于血管的部位及管径大小。

> DSA 表现

可以更多的显示肠系膜动脉的微血管结构；可见小动脉瘤；受累动脉类似"串珠样"改变；受累血管狭窄。

临床方面

> 典型表现

一般症状包括体重下降、全身无力、肌肉疼痛和发烧；其他症状随血管炎的不同类型而有所不同。本病的确定诊断应结合临床表现、组织学和血清免疫学检查。典型的并发症包括麻痹性肠梗阻、肠系膜缺血、肠穿孔及肠腔狭窄。

图 5.16　肠系膜动脉血管炎。CTA 示肠肠系膜上动脉呈"串珠状"改变，小动脉瘤及管腔闭塞交替存在

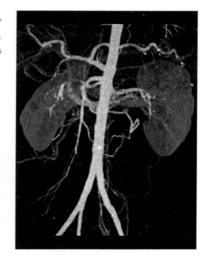

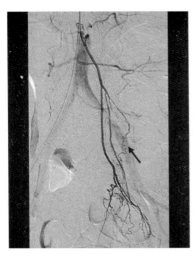

图 5.17 DSA 示肠系膜下动脉的多处闭塞及迂曲的小动脉分支（直箭所示）

➤ 治疗选择

对症治疗；应用糖皮质激素、免疫抑制剂治疗。

➤ 临床医生要了解的内容

对症状不典型的患者，要考虑此病；当表现不清楚时，如何确切诊断。

鉴别诊断

大动脉：大动脉炎	◇ 典型表现为 50 岁以下女性，发生在主动脉弓的病变；
	◇ 上肢脉搏消失；
	◇ 32％病例腹主动脉及其分支受累；
	◇ 动脉管壁不规则增厚、狭窄、闭塞及动脉瘤形成。

中等动脉:结节性多动脉炎。
◇ 40～50 岁男性;
◇ 多个瘤径 1cm 以上的动脉瘤(占所有病例的 50%),但不特异,其他血管炎也可以发生;
◇ 肾脏受累概率为 85%、胃肠道 60%、肝 50%、胰腺 30%;
◇ 小肠较肠系膜及大肠更易受累;
◇ 2/3 患者可出现胃肠道症状-出血(6%)、穿孔(5%)、肠系膜梗死(1.4%)。

小血管:韦格氏肉芽肿
◇ 呼吸道的肉芽肿性炎症;
◇ 坏死性肉芽肿性炎;
◇ 25%病例小肠受累,且常无症状。

Churg-Strauss 综合征(过敏性肉芽肿性炎症)
◇ 呼吸道的血管炎;
◇ 肺外脏器可累及小肠、脾、心脏,肾脏少见;
◇ 胃及肠道炎症、溃疡、穿孔、出血。

显微镜下多血管炎
◇ 坏死性肾小球肾炎(90%病例)和肺部病变;
◇ 胃及肠道炎症、溃疡、出血。

Henoch-Schönlein 紫癜(过敏性紫癜)
◇ 主要见于 10 岁以下的男孩;
◇ 斑丘疹、发热、关节肿胀;
◇ 胃及肠道水肿、壁间出血,少有坏死。

系统性红斑狼疮
◇ 好发于 20～40 岁女性;
◇ 自身免疫系统疾病;
◇ 胃、肠缺血性炎症、出血、肠梗阻、溃疡、梗死,可伴有整个胃肠道的穿孔、但首先累及肠系膜上动脉的供血区域。

| 节段性动脉肌纤维不良(segmental arterial mediolysis, SAM) | ◇ 非感染性、非动脉粥样硬化性动脉疾病,常见于内脏动脉;
◇ 病因不明,可能是肌纤维发育不良的一种表现形式。 |

要点与盲点

关节、肌肉、肠道、神经、肾性、心脏及呼吸系统的一些表现常导致误诊。

参考文献

Gaubitz M, Domschke W. [Intestinal vasculitis—a diagnostic-therapeutic challenge.] Z Gastroenterol 2000; 38: 181–192 [In German]

Ha HK et al. Radiologic features of vasculitis involving the gastrointestinal tract. Radio-Graphics 2000; 20: 779–794

内脏动脉瘤

定义

> 流行病学

尸检内脏动脉瘤的发现率约为 $0.07\%\sim10\%$。发生部位为脾动脉（60%）、肝动脉（20%）、肠系膜上动脉（6%）、腹腔干（4%）、胃动脉（4%）、胃网膜动脉（4%）、小肠分支（3%）、胰十二指肠动脉（2%）、胃十二指肠动脉（1.5%）、肠系膜下动脉（0.5%）；可多发。脾动脉瘤在女性中发病率高于男性（大约为 4：1）；80% 以上病例为多产妇女。

> 病因、病理生理及发病机制

原发病因包括动脉内膜变性、血流动力学因素、血管炎、血栓栓塞；动脉粥样硬化仅仅是继发原因。脾动脉瘤常发生在门脉高压、肝移植或怀孕期间。假性动脉瘤常发生于创伤后或继发于胰腺炎或慢性溃疡所致的动脉管壁侵蚀。

影像学征象

> 优选方法

CT 为首选。

> 彩色超声多普勒表现

圆形或纺锤形的低回声区，并有血液湍流。

> CT 表现

受累血管管腔局限性扩张，增强后明显强化；常见管壁钙化斑及部分血栓形成。利用 CT 各种重建技术能够很好地观察病变血管的形态学状况。

> MRI 表现

增强 3D-MRA 提供的诊断信息可以与 CTA 相媲美，缺点是检查时间较长。

> DSA 表现

若以单纯诊断为目的，则不需要行 DSA 检查；仅在同时行血管腔内介入治疗时采用。

临床方面

> 典型表现

内脏动脉瘤常无症状或仅表现为非特异性症状；约 25％病人首发表现为动脉瘤破裂，血液进入腹膜腔导致急腹症；动脉瘤也可突入胃肠道、胰管，或引起胰腺假囊肿。

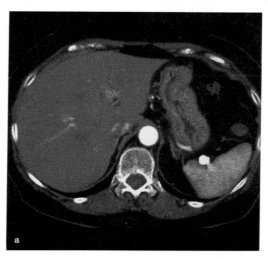

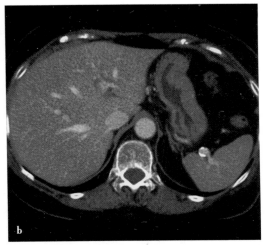

图 5.18a-b 脾动脉瘤。CT 增强扫描动脉期（a）及门静脉（b）示脾门处部分钙化的动脉瘤。

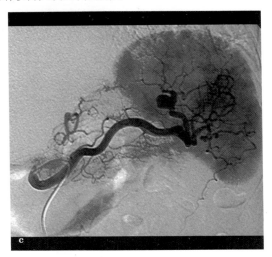

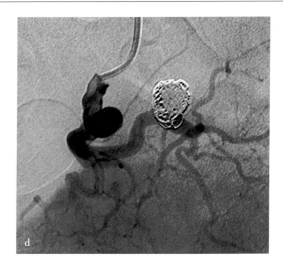

图 5.18c,d 同一动脉瘤病例,金属圈栓塞之前(c)及之后(d)

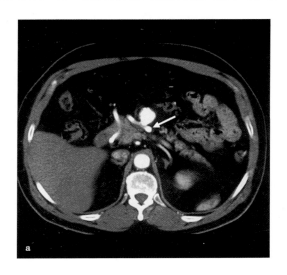

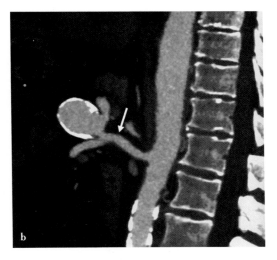

图 5.19a, b 肠系膜上动脉瘤。CT 轴位图像（a）和矢状位 MIP 像（b）示肠系膜上动脉分叉处动脉瘤，伴半月状钙化（直箭所示），同时可见因腹腔干动脉闭塞而形成的侧支循环

➤ 治疗选择

直径超过 2cm 动脉瘤需要治疗；较小的动脉瘤每 6 个月进行一次随诊；根据动脉瘤的位置及病人临床状况来决定其行血管腔内治疗或者手术治疗。

➤ 病程与预后

是否发生破裂是由动脉瘤位置及潜在疾患决定的。肝动脉瘤破裂发生率约为 80%，肠系膜上动脉 38%~50%，腹腔干 13%，脾动脉 3%~10%。脾动脉瘤在怀孕期间或怀孕后更易破裂（破裂率约为 25%~45%）。

➤ 临床医生要了解的内容

动脉瘤的位置、大小及提示破裂的征象。

鉴别诊断

脾动脉迂曲	◇ 利用 CTA 容积重建可与动脉瘤很好的鉴别开来。
胰腺胰岛细胞瘤	◇ 富血供肿瘤;
	◇ 动脉期明显强化;
	◇ 病灶无供血动脉及引流静脉。

要点与盲点

不要将脾动脉瘤误诊为脾动脉迂曲。

参考文献

Agrawal GA et al. Splenic artery aneurysms and pseudoaneurysms: clinical distinctions and CT appearances. AJR Am J Roentgenol 2007; 188: 992–999

Berceli SA. Hepatic and splenic artery aneurysms. Semin Vasc Surg 2005; 18: 196–201

Chiesa R et al. Visceral artery aneurysms. Ann Vasc Surg 2005; 19: 42–48

Croner RS et al. [Visceral artery anuerysms.] Dtsch Arztebl 2006; 103: A1367–1371 [In German]

Grego FG et al. Visceral artery aneurysms: a single center experience. Cardiovasc Surg 2003; 11: 19–25

Messina LM, Shanley CJ. Visceral artery aneurysms. Surg Clin North Am 1997; 77: 425–442

胃肠道出血

定义

> 流行病学

胃肠道出血的发生率随年龄增长而增高；超过 80 岁的人群，发生胃肠道出血的危险度极高；上消化道出血发生率约为 80%，下消化道出血约为 20%。

> 病因、病理生理及发病机制

上消化道出血的出血灶位于 Treitz 韧带近侧的胃肠道；下消化道出血系指 Treitz 韧带以远的肠道出血。胃肠道出血的最常见原因为食管静脉曲张，其他原因包括出血性胃炎、消化道溃疡、术后出血（常见于肝或胰腺术后）、结肠憩室、血管发育不良、肿瘤、结肠炎、痔及肛裂。抗凝剂过多使用（华法林、血小板凝聚反应性抑制作用）增加了出血的风险。急性胃肠道的大量出血可影响血液循环，导致低血容量休克；慢性胃肠道的少量出血不影响血液循环，但可导致贫血。

影像学征象

> 优选方法

内窥镜为首选方法，尽管大量出血时可能难以确定出血来源。当胃镜及结肠镜不成功时，可采用影像方法来确定出血来源，包括 CTA、核医学及 DSA；增强 MRA 的诊断价值有待评估。

> 特征表现

肠腔内的对比剂外渗为直接征象。由于出血量可能低于检测阈值及在检查的过程中间歇性出血终止,故仅一半的出血病例能被检出。在出血开始后,尽可能快的进行诊断性影像检查是非常重要的;若初始没有发现出血征象,可以给予肝素或重组组织纤维蛋白酶原激活剂以增加敏感性。血红素急剧下降及血流动力学显著的出血征象增加了出血检出的可能性。对于明显的急性出血,放射学可以成功地确定出血来源;而对于以黑便为主要症状的慢性、低流量出血,除了核医学以外,不建议采用影像学检查作为初始检查。

> CT 表现

MSCT 检测胃肠道出血的敏感性可与 DSA 相媲美;3D-CTA 重建可显示血供情况;与 DSA 相比,CT 为无创检查而且可以随时实施。技术要求:大剂量、高浓度对比剂经静脉快速注入(120~150ml,400mg 碘/ml,4~5ml/s)。如果早期为阴性表现,3~5 分钟后的延迟扫描可提高检出的敏感度。注意:禁忌口服造影剂。出血的检测阈值大约为0.5~1.0ml/min。

> DSA 表现

可直接显示出血灶及其供血动脉。有时可通过对异常血管(肿瘤或感染)或不成熟的充盈静脉(血管发育异常)的显示来检出间断性出血灶。长时间序列成像(约 25 秒)是技术要点,以区分造影剂的外渗与静脉缓慢廓清。内镜检查之后的肠管积气常影响减影的质量。与 CTA 相比,DSA 的优势为可同时进行栓塞治疗,及利用专利蓝或栓塞钢圈标记供血动脉,为下一步手术做准备。DSA 对出血的检测阈值大约为 1.0ml/min。

➢ **核医学表现**

Tc 硫胶体或铟标红细胞可作为示踪剂。核医学检查缺点是空间分辨力较差,不能指出出血的确切位置;优点是出血检测阈值较 CTA 及 MRA 明显低,大约为 0.1ml/min。所以该项检查适宜检测亚急性及慢性出血,但不是急性出血的初始检查手段。

临床方面

➢ **典型表现**

呕血(上消化道出血)、黑便(柏油样便)、便血(便内出现新鲜血)、低血容量所致的循环系统的症状、贫血。

➢ **治疗选择**

内镜止血、栓塞,手术切除病变肠段。

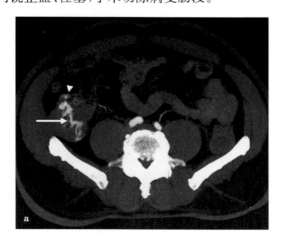

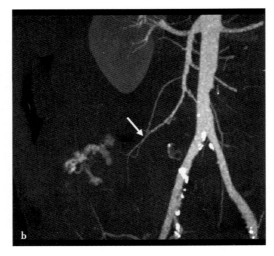

图 5. 20a,b 急性低位小肠出血。CTA 示对比剂由盲肠憩室（箭头所示）向外渗出（直箭所示）（a）、冠状位 MIP 示回结肠动脉为供血动脉（b）

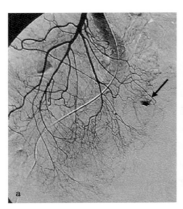 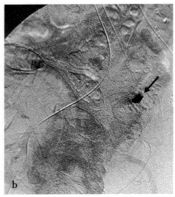

图 5. 21a-c　急性胃肠道出血。DSA 动脉期(a)示回肠内有自回肠动脉分支外渗的对比剂存留（如直箭所示）；血管内对比剂完全廓清后,渗出处对比剂持续存在(b)；外科标本(c)示出血源自小肠憩室

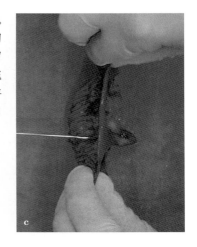

> ➤ 病程与预后

　　60%～80%下消化道出血病人及 80%～95%上消化道病人出血会自行停止。复发出血很常见,再发出血的死亡率明显增高。

> ➤ 临床医生要了解的内容

　　出血部位、出血原因。

鉴别诊断

假性对比剂外渗	◇ 肠管内致密的食物,例如铁剂药片（CT上呈高密度）,平扫图像上高密度有助于鉴别;
	◇ DSA 所示的终末期血管影,可采用长时间序列图像采集,直到对比剂完全流空以及多角度斜位投照进行观察;

◇ 肠腔充血,如由感染所致;降低对比剂
剂量及注射速率以作鉴别;

◇ 由于动脉的解剖学变异而导致肾上腺
实质增强时间延长。

要点与盲点

未及时实施诊断性影像检查。CT:使用口服对比剂,
没有平扫图像,无延迟强化图像。DSA:超选择造影时对
比剂剂量太大或注射速度过高,扫描时间太短。

参考文献

Bonacker MJ et al. [The role of angiography in the diagnosis and therapy of gastrointesti-
nal hemorrhage.] Rofo 2003; 175: 524–531 [In German]

Diehl SJ et al. [Negative endoscopy and MSCT findings in patients with acute lower gastro-
intestinal hemorrhage. Value of (99 m)Tc erythrocyte scintigraphy.] Radiologe 2007;
47: 64–70 [In German]

Ko HS et al. [Localization of bleeding using 4-row detector-CT in patients with clinical
signs of acute gastrointestinal hemorrhage.] Rofo 2005; 177: 1649–1654 [In German]

Yoon W et al. Acute massive gastrointestinal bleeding: detection and localization with
arterial phase multi-detector row helical CT. Radiology 2006; 239: 160–167

门静脉高压

定义

门静脉压增高,超过 12mmHg。

➤ 流行病学

地域不同,门静脉高压的发生率也不同。常见原因包括慢性病毒性肝炎、血吸虫病和酗酒。

➤ 病因、病理生理及发病机制

门脉阻塞分型及成因:

①肝前阻塞:脾或门静脉血栓形成;

②肝内阻塞:血吸虫病、肝硬化、肝豆状核变性(Wilson 病);

③肝后阻塞:肝静脉闭塞(布加综合征)、肿瘤压迫。

肝内阻塞发生率最多,约占 75%,多由肝硬化引起肝窦阻塞所致(其中酒精性肝硬化占 50%、病毒性肝炎占 40%)。门静脉系统压力持续增高将导致门腔静脉侧支循环形成,包括食管胃底曲张、脐静脉扩张(海蛇头状)、脾肾侧支循环形成。

影像学征象

➤ 优选方法

彩色多普勒超声为首选。

➤ 彩色多普勒超声表现

门静脉扩张;门静脉或脾静脉血液逆流;深吸气时脾静脉管径增加率低于 30%;脾大;腹水。

此外,还能检出门脉高压的原因——肝硬化、布-加综合征、肿瘤压迫、脾静脉及门脉血栓形成、血管海绵状变性。

> MSCT 及 MRI 表现

门静脉扩张;侧支循环形成;脾大;腹水。此外,同样能够检出引起门脉高压的原因—肝硬化、布-加综合征、肿瘤压迫、脾静脉及门脉血栓形成、血管海绵状变性。

> DSA 表现

不单纯以诊断为目的,仅用于经皮肝内门体静脉分流术(TIPSS)的直接门脉造影或肝活检时经颈静脉测量门脉楔形压。

表 5.2 门静脉及脾静脉正常值

血管	直径
门静脉	8～12mm
脾静脉	4～6mm

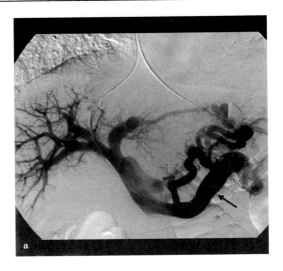

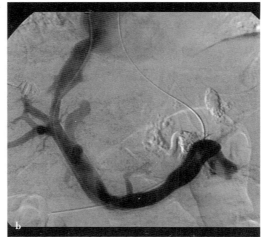

图 5. 22a,b 在行 TIPSS 之前行门静脉直接造影(a);脾静脉增宽迂曲,胃底静脉充盈。行 TIPSS 后(b),胃底静脉被栓塞不显影

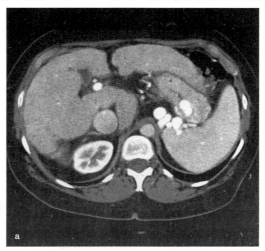

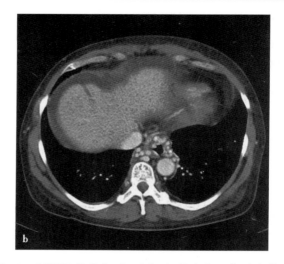

图 5.23a,b MSCT 静脉期,肝硬化、门静脉高压伴胃底静脉曲张(a);腹水及明显的食管静脉曲张(b)

临床方面

➢ 典型表现

腹水、脾大、凝血障碍、急性胃肠道出血(食管胃底静脉曲张所致)、肝功衰竭。

➢ 治疗选择

治疗原发病;药物、内镜或介入、手术疗法来控制曲张静脉出血。

➢ 病程与预后

取决于原发病及肝功能状况,肝功能状况是根据Child-Turcott-Pugh(CTP)或晚期肝病模式(MELD)评分系统进行评估;病情常缓慢、渐进式发展。

> 临床医生要了解的内容

门脉高压的原因以及血管形态学变化。

鉴别诊断

充血性心脏病   ◇ 除了门静脉扩张外,腔静脉及肝静脉亦
扩张;

◇ 肝大;

◇ 腹水。

参考文献

Brancatelli G et al. Cirrhosis: CT and MR imaging evaluation. Eur J Radiol 2007; 61: 57–69

Kurz AK, Blum HE. [Duplexsonography of the liver: state-of-the-art and perspectives.] Dtsch Med Wochenschr 2006; 131: 1035–1039 [In German]

Pieters PC et al. Evaluation of the portal venous system: complementary roles of invasive and noninvasive imaging strategies. RadioGraphics 1997; 17: 879–895

肠系膜及门静脉血栓形成

定义

> 流行病学

肠系膜及门静脉血栓形成在尸检中发生率为 0.05% ～0.5%。1% ～15% 肝硬化病人可伴门静脉血栓形成;本病的发生率与肝功状态密切相关,而肝功评价是按照 Child-Turcott-Pugh(CTP)评分标准进行。

> 病因、病理生理及发病机制

门静脉系统血流减慢及瘀滞,血液处于高凝状态;门静脉血栓可延伸至肝内分支和/或肠系膜静脉。肝硬化;骨髓增生综合征;血浆凝血因子缺乏;腹腔内感染(新生儿中由脐静脉感染所致);胰腺炎;胰腺肿瘤;肝细胞癌;副肿瘤综合征;创伤;腹部手术。

门静脉海绵样变性常发生在数周或数月后,肝门处有细线样侧支循环形成,闭塞的门静脉发生皱缩。

影像学征象

> 优选方法

CT、MRI 及彩色多普勒超声。

> 彩色多普勒超声

急性栓子在 B 型超声表现为低回声,故较难检测;慢性栓子(数周以上)常表现为高回声;彩色多普勒超声可见门静脉内血流缺损;肝动脉内的血流阻抗因子下降;门、体静脉之间的侧支循环形成；门静脉肝内分支、脾静脉及肠系膜上静脉可探及血液逆流；脾大；腹水；可能出现肝硬化征象。

➤ CT 及 MRI 表现

门静脉充盈缺损；门、体静脉侧支循环形成；脾大；腹水；有时伴有肝硬化征象。

临床方面

➤ 典型表现

临床表现复杂多变；常无症状；最常见的症状为源自食管静脉曲张的出血；恶心、呕吐；右上腹部疼痛；一过性腹水；脾功能亢进；肠系膜静脉的血栓引起的静脉性梗死。

➤ 治疗选择

抗凝治疗；TIPS 或局部溶栓、机械再通治疗；治疗食管静脉曲张性出血等并发症。

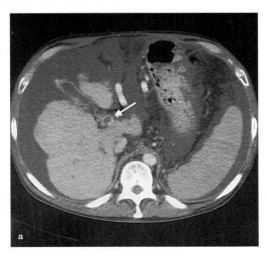

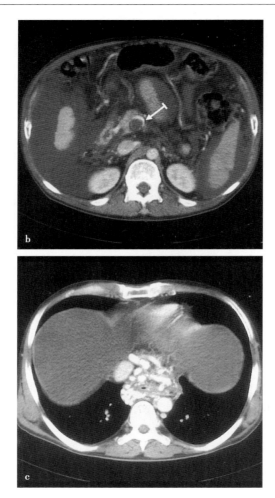

图 5. 24a-c 门静脉血栓形成,CT 增强扫描示门静脉内的急性血栓(a,直箭所示),延伸至肠系膜上静脉(b,分叉箭所示);同时可见肝硬化、脾大、腹水及食管静脉曲张征象(c)

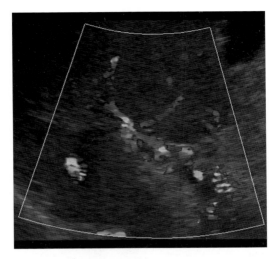

图 5.25 门静脉海绵状变性,彩色多普勒超声示病变区丰富的静脉血流信号

➢ 病程与预后

血栓自动溶解很少见;抗凝治疗后血栓可溶解;持续血栓形成导致慢性门静脉高压,病情恶化;成人 10 年生存率为 38%～60%,死亡原因通常因为原先的基础疾病;儿童患者的预后较好。

➢ 临床医生要了解的内容

血栓的范围、病因以及有无门静脉高压。

鉴别诊断

| 肝细胞癌的门静脉瘤栓 | ◇ 瘤栓有强化; |
| | ◇ 可以显示肝癌本身。 |

| 肿瘤所致的门静脉压迫或闭塞 | ◇ 可以见到受累血管狭窄、闭塞、移位以及肿瘤本身,如胰腺癌或胃癌。 |

要点与盲点

由于设备设定不恰当(重复脉冲频率过高),造成彩色多普勒超声可能无法检测到门静脉内的充盈缺损。

参考文献

Bayraktar Y, Harmanci O. Etiology and consequences of thrombosis in abdominal vessels. World J Gastroenterol 2006; 12: 1165–1174

Gaitini et al. [Duplex sonography for the diagnosis of portal hypertension.] Rofo 1990; 153: 645–649 [In German]

Hidajat N et al. Portal vein thrombosis: etiology, diagnostic strategy, therapy and management. Vasa 2005; 34: 81–92

Wang JT et al. Portal vein thrombosis. Hepatobiliary Pancreat Dis Int 2005; 4: 515–518

布-加综合征

定义

> 流行病学

布-加综合征是少见病,无明显的发病年龄高峰;女性发病率高于男性。6%骨髓增生综合征病人尸检发现合并布-加综合征。

> 病因、病理生理及发病机制

肝内或肝周静脉、下腔静脉和/或右心房水平的肝静脉流出道闭塞,导致肝(脾)大、肝小叶中心性实质坏死、肝瘀血,继而发生结节状再生。尾状叶较少受累,一般表现为代偿性增大。20%病例可伴有门静脉血栓形成。最常见的原因为骨髓增生综合征,此外病因有下腔静脉隔膜(蹼)、口服避孕药、妊娠、血浆凝血因子缺乏、夜间发作性血红蛋白尿、白塞氏病以及肿瘤所致的压迫性狭窄或闭塞(肝细胞癌、肾细胞癌)。

影像学征象

> 优选方法

CT;彩色超声多普勒。

> 超声,彩色多普勒超声表现

肝静脉狭窄或闭塞;向肝血流信号减弱或消失;静脉内无对比剂充盈;门静脉内血流减少或逆流。慢性病变者可见肝内侧支循环形成。肝大;尾状叶增大,尾状叶内静脉直径可达 3mm 或以上。门静脉高压时出现腹水及脾大。

➢ CT 表现

　　肝静脉内无对比剂充盈。肝实质肿胀,肝内静脉辨认不清。下腔静脉内有时亦无对比剂充盈。肝实质强化程度整体下降,且不均匀、以中央部为著。尾状叶增大并可能伴有下腔静脉阻塞。在慢性病变中,可见肝内侧支循环形成及血管丰富的再生结节。门静脉高压征象。

➢ MRI 表现

　　T2WI 可见肝实质周边信号不均匀增高;其余表现同 CT。

➢ 静脉造影表现

　　肝静脉闭塞或部分血栓形成,偶尔累及下腔静脉。肝内小的侧支循环形成("蜘蛛网"征)。肝静脉近结合部的狭窄或下腔静脉内膜状结构所致的部分阻塞。尾状叶的增大导致下腔静脉受压。

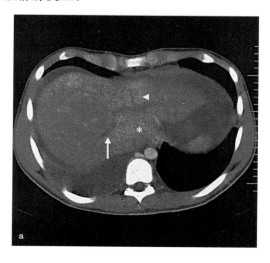

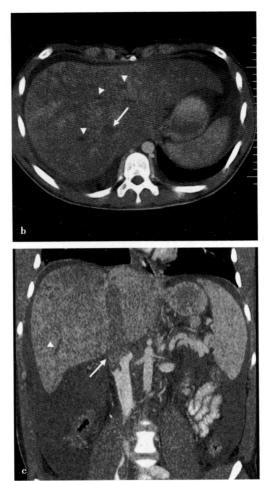

图 5. 26a-c　布-加综合征。CT 增强门静脉期示,肝静脉主要分支
(箭头所示)及下腔静脉内(直箭所示)均见血栓形成;肝实质强化程
度不均匀下降;尾状叶增大(星号所示);腹水;下腔静脉由于受增大
的肝叶推挤而向前移位

临床方面

➤ 典型表现

上腹痛、肝大、腹水、黄疸；暴发型病例可导致急性肝功衰竭；隐匿型，初始无症状，逐渐发展为门脉高压及肝硬化。

➤ 治疗选择

应用抗凝治疗；重症病例需行经皮肝静脉和/或下腔静脉腔内血管成形术，结合经颈静脉肝内门体分流术（TIPSS）；肝功衰竭时建议进行肝移植。

➤ 病程与预后

如不治疗，可导致肝硬化及慢性门静脉高压；暴发型病例在数小时内即可导致急性肝衰竭；成功治疗后，预后一般较好。

➤ 临床医生要了解的内容

血栓的范围、下腔静脉是否受累、肝实质状态（增强扫描）以及门脉高压征象。

鉴别诊断

肝静脉阻塞性疾病（肝窦阻塞综合征）	◇ 肝窦、肝中央静脉、肝小静脉水平的血管阻塞；
	◇ 肝内较大的静脉显影；
	◇ 常发生在骨髓移植3周后。
右心衰	◇ 肝瘀血；肝静脉增宽、延迟强化。

要点与盲点

若肝静脉及下腔静脉位置比较深在（特别是有腹水

时),或由于设备设定不恰当(脉冲重复频率过高时),彩色多普勒超声可能探及不到血流信号。

　　CT增强时,若门静脉期采集过早,则会导致肝静脉充盈不佳而误为血栓(特别在心衰的情况下)。

参考文献

Bayraktar Y, Harmanci O. Etiology and consequences of thrombosis in abdominal vessels. World J Gastroenterol 2006; 12: 1165–1174

Brancatelli G et al. Budd–Chiari syndrome: spectrum of imaging findings. AJR Am J Roentgenol 2007; 188: 168–176

Erden A. Budd–Chiari syndrome: a review of imaging findings. Eur J Radiol 2007; 61: 44–56

Menon KV et al. The Budd–Chiari syndrome. N Engl J Med 2004; 350: 578–585

Garcia-Pagán JC et al. TIPS for Budd–Chiari syndrome: long-term results and prognostics factors in 124 patients. Gastroenterology 2008; 135: 808–815

下腔静脉内血栓形成

定义

> 流行病学

下腔静脉血栓形成的发生率较下肢深静脉血栓明显低（约为 1~2 : 100）。

> 病因、病理生理及发病机制

下腔静脉血栓形成多是由于盆腔及下肢深静脉内血栓向上延伸所致；腹膜后间隙的肿块或感染可以诱发；血液高凝状态。

影像学征象

> 优选方法

CT、MRI。

> 彩色多普勒超声表现

下腔静脉无弹性；下腔静脉扩张，内有低回声血栓而无血流回声。

> CT 及 MRI 表现

下腔静脉管腔内有充盈缺损，轮廓光整；血管管壁可以强化。

> 腔静脉造影表现

下腔静脉完全闭塞伴侧支循环形成，或有充盈缺损引起部分血流阻塞。本检查仅在介入治疗时应用。

303

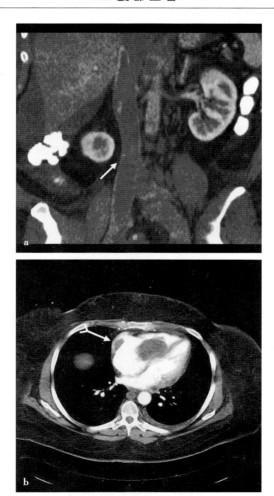

图 5.27a,b 急性下腔静脉内血栓形成,CT 增强扫描示下腔静脉内的低密度血栓(下腔静脉冠状位重建,a,直箭所示),并向上延续至右心室(轴位原始图像,b)。此外,右心房壁也见血栓形成(叉状箭所示)

临床方面

> 典型表现

双腿肿胀、腹壁静脉曲张、背痛；肾病综合征、肝大、心力衰竭、肺动脉栓塞症状。

> 治疗选择

应用抗凝剂、局部或全身血栓消融、血栓切除术、支架置入术。

> 病程与预后

血栓可自行消融，或血栓机化、进展；肺动脉栓塞是常见并发症。

> 临床医生要了解的内容

下腔静脉血栓的范围、血栓形成有无解剖原因以及是否合并肺栓塞。

鉴别诊断

瘤栓
◇ 肿瘤浸润致下腔静脉（肾癌、肝癌、肾上腺皮质癌）或原发性血腔内肿瘤（平滑肌肉瘤）；
◇ 瘤栓中心有强化。

要点与盲点

下腔静脉内的血流流动不均现象有时被误为血栓。

参考文献

Lin J et al. Vena cava 3D contrast-enhanced MR venography: a pictorial review. Cardiovasc Intervent Radiol 2005; 28: 795–805

Zhang L et al. Spectrum of the inferior vena cava: MDCT findings. Abdom Imaging 2007; 32: 495–503

6. 肾脏血管

肾动脉狭窄

定义

> 流行病学

肾动脉粥样硬化是高血压病因之一,占高血压患者的 5%。肾动脉狭窄是继糖尿病和高血压后,导致肾衰竭的第三位原因。肾动脉狭窄的发生率:15%中风病人患有肾动脉狭窄(尸检证实);冠状动脉血管造影检查患者中 25%发现肾动脉狭窄;超过 60 岁的透析患者中,30%有肾动脉狭窄;30%以上药物难治性高血压由肾动脉狭窄引起;在因外周动脉闭塞性疾病进行 DSA 检查的患者中,50%有肾动脉狭窄。肾动脉狭窄可能会伴发严重的外周动脉闭塞性疾病。肾动脉粥样硬化性狭窄经常发生于肾动脉开口处。

肌纤维发育不良:占青少年高血压患者的 70%,男女患病比例为 1∶4;60%的病例双侧发病。

> 病因、病理生理及发病机制

40 岁以下患者肾动脉狭窄的病因多为:肌纤维发育不良、动脉粥样硬化和血管炎。而 40 岁以上患者的病因多为:动脉粥样硬化(占 70%)、肌性纤维发育不良、血管受压、动脉瘤及肿瘤压迫。

如果动脉管腔狭窄超过 70％,肾素与血管紧张素Ⅱ增加,有高血压发生;慢性患者的醛固酮增多,可引起血容量过多。

影像学征象

> 优选方法

彩色多普勒超声;MRA;CTA;DSA。

> 共同表现

双肾动脉粗细不同(60％的单侧肾动脉狭窄者,两侧管径差距大于 1.5cm);肾动脉局限性狭窄;窄后扩张是重度狭窄征象之一;有侧支循环形成。

> 彩色多普勒超声表现

肾动脉狭窄处血流速增加;狭窄后血液呈湍流状态;仅75％患者能观察到肾动脉起始处,而右肾动脉起始处要比左肾动脉难于观察;副肾动脉出现(占 30％)会增加诊断难度;不能应用于排除诊断;阻抗指数＝1－(舒张末期流速/最大收缩期流速),如果小于 0.8,血管再通术成功机会降低。

> CTA 表现

注射对比剂后肾动脉可直接显示;需要在一次屏气中快速完成数据采集;当肾动脉搏动强,产生运动伪影时,可应用脉搏触发技术来减少搏动伪影;能清晰观察血管壁钙化斑;比 MRA 空间分辨率高、流动伪影小;诊断主要基于原始图像;碘离子对比剂可使肾功能不全患者肾功受损。

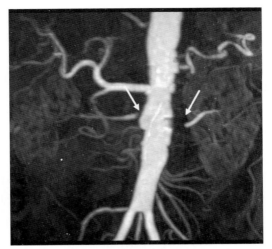

图 6.1 增强 MRA-MIP 重建图示双肾动脉起始处重度狭窄(直箭所示)

> MRA 表现

注射对比剂后,肾动脉能够直接显示;一次屏气可以快速完成数据采集;当肾动脉搏动强,产生运动伪影时,可应用脉搏触发技术来减少搏动伪影;难于显示肾动脉钙化斑块;支架可产生金属伪影;诊断主要基于原始图像;相位对比和自旋标记技术有助于评估肾动脉的功能及血流;钆对比剂的使用可能增加肾功能不全患者的肾纤维化风险。

> DSA

属有创性检查;应用于无法获得高质量的 CTA、MRA 图像,和考虑行介入治疗患者;也应用于超声检测出确切肾动脉狭窄而需要治疗的患者。

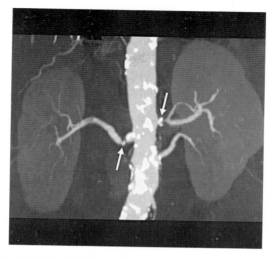

图 6.2 CTA-MIP 重建图示双肾动脉起始处重度狭窄（直箭所示），供应左肾下极的副肾动脉没有狭窄。与 MRA 相比，CTA 能更好显示肾动脉起始处钙化斑

表 6.1 肾动脉的诊断标准

肾动脉长度	正常值：11～13cm
狭窄段峰值流速	>200cm/s 是狭窄的征象之一
PSV 比例（RA/AA）	>3.5 提示狭窄，狭窄程度为 60%～99%

AA＝腹主动脉；PSV＝收缩期峰值流速；RA＝肾动脉

临床方面

➢ **典型表现**

肾动脉狭窄低于 70% 者无症状；狭窄超过 70% 者可出

现高血压症状;当肾实质减少超过 50% 才有缺血性肾病的表现。

➢ 治疗选择

支架置入血管成形术是治疗的首选;治疗指征包括:管腔狭窄超过 70% 并且有难以控制的高血压;进展性肾病(肌酐 150～300μmol/L);双肾动脉狭窄超过 70%;肌性纤维发育不良。进行外科治疗的患者越来越少。

➢ 病程与预后

对于动脉粥样硬化患者,高血压可以很好被药物控制;如果不治疗,可能进展为缺血性肾病。如患者肾动脉狭窄超过 60%,肾动脉闭塞发生率为每年 5%。多数情况下,经过血管成形术及支架置入治疗后,25% 患者病情好转,50% 患者保持稳定,而 25% 患者继续进展(发生高血压和肾功能不全)。

➢ 临床医生要了解的内容

肾动脉狭窄及闭塞的程度。

鉴别诊断

肌性纤维发育不良　◇ 40 岁以下女性多见

◇ 典型"串珠"样改变

◇ 经常发生于肾动脉中 1/3 段

◇ 可以累及颈动脉,在下肢常累及髂动脉

要点与盲点

在进行超声检查之前,病人准备(包括低渣饮食,排除肠气,禁食)要充分;在治疗肾动脉狭窄之前需要排除颈动脉狭窄;在缺乏治疗适应证的时候盲目予以治疗。

参考文献

Garovic VD, Textor SC. Renovascular hypertension and ischemic nephropathy. Circulation 2005; 112: 1362–1374

Leiner T et al. Contemporary imaging techniques for the diagnosis of renal artery stenosis. Eur Radiol 2005; 15: 2219–2229

Riehl J et al. Renovascular hypertension—diagnosis and therapy. Internist (Berl) 2005; 46: 509–519 [In German]

Zeller T. Current state of diagnosis and endovascular treatment of renal artery stenosis. Vasa 2006; 35: 147–155

肌性纤维发育不良

定义

> 流行病学

0.5%的肌性纤维发育不良患者有临床症状。在肝、肾尸检血管造影中,该病发生率为 5%。70%的儿童和青年高血压由肌性纤维发育不良引起。女性发病率为男性的 4 倍。75%患者肾动脉受累,其中 35%双侧受累,25%多灶受累;颈内动脉的发生率仅次于肾动脉(25%),常常发生在第 1～2 颈椎水平。

> 病因、病理生理及发病机制

肌性纤维发育不良为大、中动脉管壁非炎症性、节段性改变。病因不详,有遗传倾向,也可能与雌激素、尼古丁、机械性压迫、缺血有关。病理上主要是依据累及血管壁哪一层来分类,如累及内膜、中膜或外膜。95%病例的血管壁中膜受累,而内膜完整,又分为:

①中膜肌性纤维发育不良(占 75%):中膜厚度不一;平滑肌细胞组织间可见纤维增生、胶原沉积;典型者呈"串珠"样改变,"串珠"处的动脉管径要大于正常动脉管径。

②中膜周围肌性纤维发育不良(占 15%):累及内膜和外膜之间的弹力结缔组织,引起动脉狭窄而无管径扩张(病变处动脉直径小于正常动脉直径);常合并动脉瘤和动脉夹层。

③中膜发育不良(占 10%):真性平滑肌细胞发育不

良,不伴有纤维化;向心性狭窄,与内膜型类似。

影像学征象

> 优选方法

彩色多普勒超声;MRA;CTA;DSA。

> 共同表现

中膜肌性纤维发育不良:一侧或者双侧肾动脉中 1/3 段和(或)远侧 1/3 段"串珠"样改变;"串珠"处动脉的管径大于正常肾动脉。

中膜周围肌性纤维发育不良:肾动脉光滑的局限性狭窄,不伴有管腔扩张;"串珠"处动脉直径要小于正常肾动脉;狭窄间隔菲薄,即使在 DSA 上也难以显示;夹层常发生在中膜的外 1/3 处。

中膜发育不良:肾动脉主干近端的局限性狭窄。

> 彩色多普勒超声表现

难于显示肾动脉中、远 1/3 段;对于肾动脉来说,侧位观察要优于前后位;狭窄处血流加速;狭窄后出现湍流。本检查不适合用于排除诊断。阻抗指数,作为血管成形术成功指标,其对肌性纤维发育不良的诊断价值还没有被证实。血管再通术后 6 和 12 个月应随诊复查,以明确有无再发狭窄。

> CTA 表现

注射对比剂后,肾动脉能直接显示;一次屏气下快速数据采集技术即可以完成所有数据采集;应用脉搏触发技术来避免肾动脉搏动产生的运动伪影。CTA 比 MRA 空间分辨率高、流动伪影小;图像分析解读主要基于原始图像;碘离子对比剂可造成肾功能不全患者的肾功能进一步受损。

➢ MRA 表现

注射对比剂后可直接显示肾动脉;采用一次屏气下快速数据采集技术;应用触发技术来避免肾动脉搏动而产生运动伪影。影像分析主要基于原始图像。相位对比和自旋标记技术有助于判断肾动脉的功能及血流状态。钆对比剂可增加肾功能不全患者的肾纤维化风险。

➢ DSA

在所有血管造影检查方法中,DSA 空间分辨率最高;高空间分辨率对于检测微细血管的改变很重要;属于有创性检查。适用指征:无法获得高质量的 CTA 或 MRA 图像,和考虑立刻行介入治疗患者。

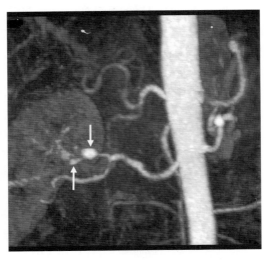

图 6.3 肌性纤维发育不良。增强后 MRA(MIP)显示右肾动脉的粗细不均,呈"串珠"样表现,同时可见几个肾内动脉瘤(直箭所示)

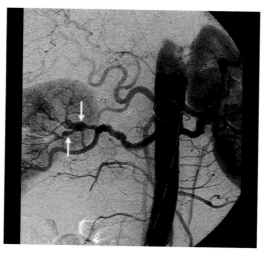

图 6.4　与图 6.3 为同一患者,图为经皮穿刺血管成形术前的 DSA 图像。右肾动脉呈"串珠"样改变,"串珠"的直径大于正常肾动脉。如 MRA 一样,另见肾内段小动脉瘤(直箭所示)

临床方面

　　➢ 典型表现

　　肾动脉受累者,表现为 40 岁以下患者突发高血压;颅内动脉受累者,表现为中风症状;腹部动脉受累者,表现为腹痛;也可多系统同时受累。

　　➢ 治疗选择

　　肾动脉受累者,通过血管再通术,50%～70%患者可以治愈;血管成形术可作为治疗选择之一;只有当有并发症时才应用支架;外科治疗越来越少;血管再通术后持续性高血压或者慢性高血压者,需要内科治疗。

- 血管再通术的指征是:50 岁以下的高血压患者;高血压复发;难以控制的高血压;不能耐受抗高血压药物;由于缺血性肾病导致肾萎缩的患者。

➤ 病程与预后

高达 37％未治疗患者经血管造影检查发现病情进展;极少发生肾衰竭;血管成形术成功率超过 90％;80％～90％的高血压病史不足 8 年的患者病情改善,而且与年龄相关。主要和次要并发症发生率小于 10％。血管再通术后 6 个月和 12 个月应随诊复查彩色多普勒超声以明确有无再发狭窄(狭窄再发率为 7％～27％)。

➤ 临床医生要了解的内容

血管狭窄的程度和位置。

鉴别诊断

血管炎

◇ 急性期,60％患者反应蛋白可以升高

◇ 常发生贫血和血小板减少

◇ 极少见到典型"串珠"样改变

◇ 与少见的内膜型肌性纤维发育不良很难鉴别,也难与多器官受累的肌性纤维发育不良鉴别

肾动脉粥样硬化性狭窄

◇ 通常发生于近肾动脉开口处,不伴有"串珠"样改变

◇ 年龄大于 40 岁

◇ 男性多见

	◇ 有典型的心血管系统危险因素
Ehlers-Danlos 综合征（Ⅳ型）	◇ 多发动脉瘤
	◇ 典型的皮肤表现
	◇ 基因检测

要点与盲点

　　在进行超声检查之前，病人需要充分准备（低渣饮食，排除肠气，禁食）；对于年轻的高血压患者影像学检查应该完全。

参考文献

Leiner T et al. Contemporary imaging techniques for the diagnosis of renal artery stenosis. Eur Radiol 2005; 15: 2219–2229

Slovut DP, Olin JW. Fibromuscular dysplasia. N Engl J Med 2004; 350: 1862–1871

Zeller T. Current state of diagnosis and endovascular treatment of renal artery stenosis. Vasa 2006; 35: 147–155

肾动脉支架内狭窄

定义

➢ 流行病学

15%肾动脉支架患者会发生支架内狭窄,通常发生在介入治疗后 6 个月内。

➢ 病因、病理生理及发病机制

急性发病常由于经皮穿刺血管造影术引起的;慢性发病是由于支架刺激血管平滑肌细胞增生(内膜增生),导致血管再发狭窄。

影像学征象

➢ 优选方法

CTA 和 DSA。

➢ DSA 表现

支架内管腔狭窄。

➢ CTA 表现

应用薄层多排 CTA 很容易观察支架内管腔状况;内膜增生表现为沿着支架的低密度晕轮样改变,与管腔内充盈的高密度对比剂形成对比;如果支架内管腔太窄(<5mm)或者扫描层厚过大(>1mm),线束硬化伪影将影响支架内管腔显示。

➢ MRA 表现

内膜增生表现为沿着支架的低信号晕轮,与充盈管腔的高信号对比剂形成对比;金属支架引起的信号丢失可能与再发狭窄很难鉴别,甚至使肾动脉显示模糊。

> ➤ 彩色超声多普勒表现

肾动脉:支架内最大收缩期流速增加,超过 200cm/s 或者超过主动脉最大收缩期流速的两倍;支架管腔功能指标也受影响。

肾内动脉:阻抗指数降低,小于 0.5 或者双侧的差值超过 10%;脉搏幅度降低,收缩期向上搏动滞后,超过 0.07 秒。

临床方面

> ➤ 典型表现

经皮穿刺血管支架成形术后,高血压复发,或者出现肾功能受损表现。

> ➤ 治疗选择

以经皮穿刺血管支架成形术为首选;如果支架内再发狭窄可重复治疗。

> ➤ 病程与预后

如果不进行治疗,可能发生患肾功能衰减;再次经皮穿刺血管成形术将有助于改善血压及肾功能。

> ➤ 临床医生要了解的内容

动脉支架内狭窄的程度和范围;肾脏大小;肾实质萎缩程度。

图 6.5 CTA
显示肾动脉支
架内管腔狭窄
(直箭所示),
肾动脉开口处
支架内膜过度
增生

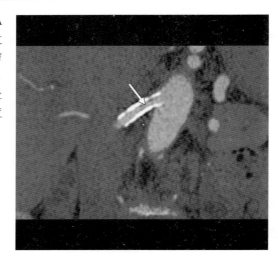

图 6.6 与图
6.5 为同一患
者,DSA 显示
支架内管腔狭
窄(直箭所示)

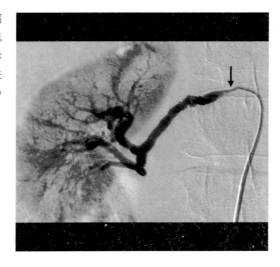

鉴别诊断

其他病因引起
的高血压或肾功能
不全

◇ 对侧肾动脉狭窄
◇ 肾实质疾病

要点与盲点

MRA 可能过高估计动脉狭窄程度。

参考文献

Balk E et al. Effectiveness of management strategies for renal artery stenosis: a systematic review. Ann Intern Med 2006; 145: 901–12

Leertouwer TC et al. Stent placement for renal arterial stenosis: where do we stand? A meta-analysis. Radiology 2000; 216: 78–85

Mallouhi A et al. Volume-rendered multidetector CT angiography: noninvasive follow-up of patients treated with renal artery stents. AJR Am J Roentgenol 2003; 180: 233–239

肾移植后肾动脉狭窄

定义

> 流行病学

肾移植后最常见的血管并发症，发病率为 $1\%\sim23\%$。

> 病因、病理生理及发病机制

肾移植后，近吻合口处的肾动脉出现狭窄，由于供者或受者动脉粥样硬化所致。肾动脉吻合口狭窄是由于肾移植时内膜损伤或者吻合口缝合技术欠佳所造成的。吻合口以远的肾动脉狭窄是由于肾动脉扭转、扭结、受压所致；或者由于移植肾位置不佳；或者由于慢性排斥反应所致。动脉狭窄程度超过 50% 将影响血流动力学。

影像学征象

> 优选方法

彩色多普勒超声。

> 彩色多普勒超声表现

狭窄处血流速增加；狭窄后湍流；粗糙的振动伪影；局部肾动脉波形改变，收缩期向上搏动减慢（滞脉）、幅度降低（细脉）。

> MRI 表现

3D 血管成像技术可以清晰显示狭窄（注意：钆对比剂

可以引起肾纤维化)。

> CT 表现

碘对比剂有肾毒性;当移植后出现肾功能不全时,禁用碘对比剂。

> DSA 表现

可以确切诊断移植后肾动脉狭窄,同时可以为治疗做准备。

临床方面

> 典型表现

原发或继发移植后肾功能不全的征象;进展性或难治性高血压。

> 治疗选择

经皮穿刺血管成形术并支架置入术为首选。外科治疗的指征主要包括肾动脉扭曲、PTA 未成功或者介入治疗难以到达处的狭窄。

> 病程与预后

经皮穿刺血管成形术成功率约为 80%。

> 临床医生要了解的内容

动脉狭窄的位置和程度;移植肾的血流灌注情况。

鉴别诊断

移植后肾静脉血栓	◇ 肾静脉和肾实质没有血流
	◇ 肾内的肾动脉分支可见舒张期逆行血流
急性肾小管坏死,急性排斥反应	◇ 阻抗指数增加

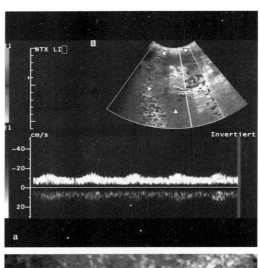

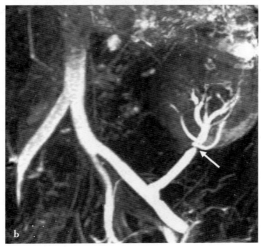

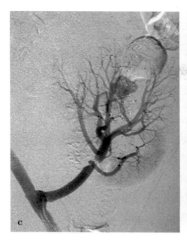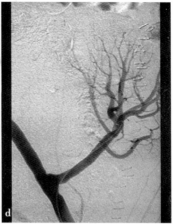

图 6.7a-d 图 a 为移植后肾动脉狭窄的彩色多普勒超声图像：叶内动脉的波形显示为搏动滞后（滞脉）和幅度降低（细脉）；三角形标志显示为移植肾外缘。图 b 为增强的 MRA 图像，显示移植肾动脉远端狭窄（直箭所示）。图 c 及图 d 分别为介入治疗（PTA 和支架置入）前、后的 DSA 图

要点与盲点

MR 常常高估移植肾动脉狭窄程度。

参考文献

Beecroft JR et al. Transplant renal artery stenosis: outcome after percutaneous intervention. J Vasc Interv Radiol 2004; 15: 1407–1413

Bruno S et al. Transplant renal artery stenosis. J Am Soc Nephrol 2004; 15: 134–141

Patel NH et al. Renal arterial stenosis in renal allografts: Retrospective study of predisposing factors and outcome after percutaneous transluminal angioplasty. Radiology 2001; 219: 663–667

肾移植后肾静脉血栓

定义

➢ 流行病学

肾静脉血栓是肾移植少见的并发症,发病率小于 5%;常常发生在手术后第一周。

➢ 病因、病理生理及发病机制

血容量不足;由于局部液体聚积引起的静脉受压(血肿、脓肿、尿性囊肿、淋巴管囊肿);吻合口狭窄;急性排斥反应。

影像学征象

➢ 优选方法

彩色多普勒超声检查。

➢ 超声表现

移植肾体积增大,并且皮髓质分界模糊。

➢ 彩色多普勒超声表现

肾皮质灌注减低;肾静脉无血流信号;肾动脉肾内分支可见逆行的舒张期血流。

➢ MRI 表现

MR 静脉成像可以做出确切诊断。

临床方面

➢ 典型表现

移植肾肿胀、疼痛;突然无尿;尿滞留值增加。

➤ 治疗选择

血栓切除术。

➤ 病程与预后

常常发生梗死,并伴移植肾萎缩。

➤ 临床医生要了解的内容

移植肾功能不全的原因。

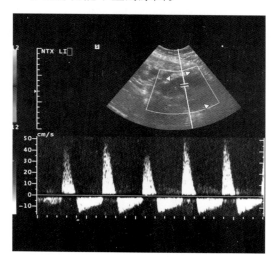

图 6.8 移植后肾静脉血栓。彩色多普勒超声检查显示部分肾动脉有逆行的舒张期血流,这是移植后肾静脉血栓的特征性表现。三角形标志指示为肾脏边缘

鉴别诊断

移植后肾动脉狭窄	◇ 肾动脉狭窄直接或间接征象,如血流加速、湍流、收缩期向上搏动减慢(滞脉),幅度降低(细脉)
急性肾小管坏死,急性排斥反应	◇ 阻力指数增加

327

要点与盲点 -

肾内动脉分支出现逆行的舒张期血流,是肾移植后肾静脉完全性血栓的特征性表现。

参考文献

Akbar SA et al. Complications of renal transplantation. RadioGraphics 2005; 25: 1335–1356

Humar A, Matas AJ. Surgical complications after kidney transplantation. Semin Dial 2005; 18: 505–510

Schenk JP et al. [Radiodiagnosis following kidney transplantation.] Radiologe 1999; 39: 404–414 [In German]

肾活检后动静脉瘘

定义

> 流行病学

6％～10％的肾活检病人可能发生动静脉瘘。

> 病因、病理生理及发病机制

很少自发;主要是由于穿刺损伤引起肾内动、静脉交通,动静脉压力差造成局部持续血流;通常伴发假性动脉瘤。

影像学征象

> 优选方法

彩色多普勒超声检查。

> 彩色多普勒超声表现

动静脉瘘的供血动脉显示轻度外周阻力和丰富的舒张期血流;由于局部组织振动和湍流的存在,在血管周围形成特征性的彩色"马赛克"样改变;有时通过局部加压可以减少这种"马赛克"改变;偶可直接看到动静脉之间的交通;静脉频谱不典型或动脉化;可以对动静脉瘘远端及近端血流量进行比较、定量分析(注意:可能存在侧支循环)。

> CTA 和 MRA 表现

偶然发现肾静脉在动脉期提前充盈;如果彩色多普勒超声不能明确诊断,建议行动态增强 MRA 检查;需要应用快速数据采集技术。

➤ DSA 表现

动态检查技术可以显示供血动脉和引流静脉;应用二氧化碳可以提高动静脉瘘的检出率(例如在移植肾中);适用于需要立即进行治疗(栓塞)的患者。

临床方面

➤ 典型表现

超过 80％病例无症状;临床症状主要取决于动静脉瘘的位置、大小;分流量过高可以引起肾功能不全;出血;血尿;高血压;血容量过高可以导致心衰。

➤ 治疗选择

栓塞治疗为首选,很少进行外科手术。

➤ 病程与预后

高达 95％病例可以发生自发闭塞;栓塞术有很高的成功率和较少的并发症。

➤ 临床医生要了解的内容

动静脉瘘的位置和分流量。

鉴别诊断

假性动脉瘤 ◇ 动静脉瘘经常伴发假性动脉瘤

◇ 灰阶显像,假性动脉瘤呈无回声或低回声

◇ 彩色多普勒超声显示彩色涡流

◇ 供血动脉可见血流震荡,但不伴有动静脉瘘

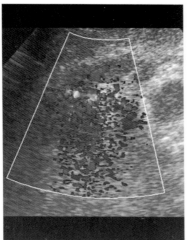

图 6.9　该图为肾活检后动静脉瘘。彩色多普勒超声显示动静脉瘘呈现特征性的"马赛克"改变

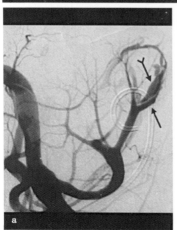
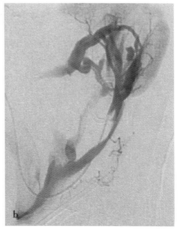

图 6.10a,b　动静脉瘘的栓塞术前的早期血管造影和选择性血管造影,可以看到动静脉瘘的供血动脉(直箭所示)和引流静脉(叉状箭所示)

要点与盲点

不要忽略了血流量的测量。

参考文献

Akbar SA et al. Complications of renal transplantation. RadioGraphics 2005: 25: 1335

Begemann PG et al. [Superselective occlusion of renal arteriovenous fistula with detachable spiral.] Rofo 2003; 175: 995–996 [In German]

Davison BD, Polak JF. Arterial injuries: a sonographic approach. Radiol Clin North Am 2004; 42: 383–396

Fischer T et al. [Renal transplant: color duplex ultrasound and contrast-enhanced ultrasound in the evaluation of the early postoperative phase and surgical complications.] Rofo 2006; 178: 1202–1211 [In German]

肿瘤侵及肾静脉

定义

> 流行病学

肾细胞癌患者中，30%～50%能侵犯肾静脉，5%出现下腔静脉肝下段受侵（UICC stage T3b），下腔静脉肝内段受侵占 4%，而右心房受侵（UICC stage T3c）为 1%。

> 病因、病理生理及发病机制

肾肿瘤可侵及肾静脉、下腔静脉、右心房。肾细胞癌常常向周围侵袭，而 Wilms 瘤和移行上皮恶性肿瘤较少侵袭周围结构。由于右肾静脉较短，所以常常经右肾静脉浸润至下腔静脉。组织学检查显示瘤栓为肿瘤细胞和血栓的混合物。

影像学征象

> 优选方法

MRI；MSCT。

> 彩色多普勒超声表现

受累的肾静脉扩张；肾静脉或下腔静脉可见低回声肿物，而检测不到肾静脉血流；本检查对肾静脉肾内分支及下腔静脉肝下段的小瘤栓的检出灵敏度较低；原发肿瘤很容易识别。

> CT 表现

受累的肾静脉扩张；肾静脉及下腔静脉内可见低密度

的充盈缺损;在动脉期可以看到瘤栓内血管;下腔静脉受侵表现为下腔静脉管壁及周围组织强化,界限清楚。增强后3分钟的图像上,下腔静脉及瘤栓之间有很好的对比,很少受流动伪影影响。原发肿瘤很好识别;与 MR 一样,MSCT也可测量瘤栓范围。

➢ MR 表现

受侵的肾静脉扩张;不同水平可以观察到肾静脉及下腔静脉内充盈缺损;如果栓子的信号(平扫 T1WI 为等、低信号,T2WI 抑脂序列呈不均匀高信号)和强化方式与原发肿瘤相似,那么该栓子为瘤栓。如果瘤栓侵及至心脏(可以表现为条状结构),ECG 触发扫描有助于瘤栓显示。原发肿瘤很好识别。

临床方面

➢ 典型表现

肾静脉受侵可以无临床症状;如下腔静脉受侵,有时可以表现为静脉瘀血的症状。

➢ 治疗选择

手术切除肾脏及瘤栓。

➢ 病程与预后

瘤栓的程度能否作为预后因素尚存在争议;5 年生存率为 30%~69%。

➢ 临床医生要了解的内容

瘤栓的远端确切位置和静脉血管壁的状态是影响手术的因素。

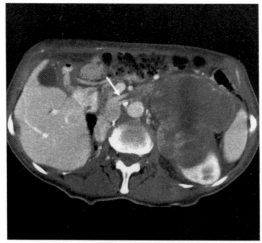

图 6.11　左肾细胞癌并左肾静脉瘤栓。CT增强门脉期显示,左肾有一巨大的肿物,肿物浸润左肾静脉(直箭所示),最远端达左肾静脉汇入下腔静脉处

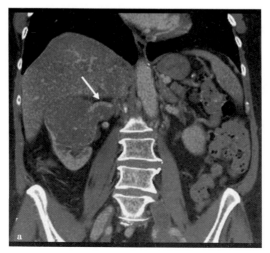

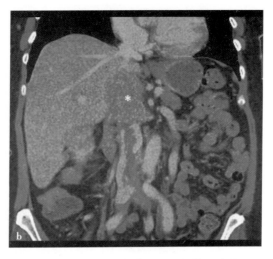

图 6.12a,b 右肾细胞癌,并右肾静脉、下腔静脉瘤栓。CT 增强门脉期冠状位显示,右肾可见一巨大的肿块,肿块浸润右肾静脉(a,直箭所示),并侵及下腔静脉(b,星号所示)。瘤栓的一端位于右肾静脉与下腔静脉交界处;肾下段下腔静脉和左侧盆腔静脉也可见栓子(a)

鉴别诊断

单纯血栓 ◇ 栓子不强化
◇ 瘤栓常常可以看到原发肿瘤

流动伪影 ◇ 常常由血流较慢引起
◇ 在不同时相影像不同
◇ 3 分钟后延迟采集的图像对比良好

要点与盲点 ┆- - - - - - - - - - - - - - - - - - -

　　不要忘记采集延迟期图像，以便明确瘤栓远端的准确位置。

参考文献

Bissada NK et al. Long-term experience with management of renal cell carcinoma involv-
　　ing the inferior vena cava. Urology 2003; 61: 89–92
Hallscheidt PJ et al. Preoperative staging of renal cell carcinoma with inferior vena cava
　　thrombus using multidetector CT and MRI: prospective study with histopathological
　　correlation. J Comput Assist Tomogr 2005; 29: 64–68
Kalinka A et al. [Characterization and staging of renal tumors: Significance of MRI diag-
　　nostics.] Rofo 2006; 178: 298–305 [In German]

7. 四肢血管

外周动脉闭塞症

定义

> 流行病学

脑血管病、外周血管病、心血管病是工业化国家最常见的疾病，所占比例超过 50%；发病率为 500∶100 000～1100∶100 000。在德国，2.2% 男性和 1.8% 女性罹患外周动脉闭塞症；本病常常伴发冠脉疾病（50% 病人）和脑灌注异常；90% 外周动脉闭塞患者有吸烟史。

> 病因、病理生理及发病机制

受累动脉管壁粥样硬化，并伴有管壁异常，包括斑块形成、进行性管腔狭窄和闭塞；并有侧支循环形成。主要危险因素包括吸烟、糖尿病、脂肪代谢异常、高血压和高龄。

影像学征象

> 优选方法

彩色多普勒超声；CTA；MRA；DSA。

> 共同表现

受累动脉管腔狭窄，经常发生在动脉分叉处；侧支循环出现是疾病进展缓慢的征象之一；重度狭窄常有窄后扩张。

> 彩色多普勒超声表现

①可以动态观察血管管腔和管壁;②病变血管搏动减弱;③狭窄处血流加速;④狭窄后血流紊乱、谱窗变窄。肠内气体和肥胖体形会影响盆腔超声的观察;对复杂血管路径的观察比较困难,而且耗时。

> CTA 表现

需要 MSCT 扫描,并经静脉快速注射对比剂;10%~20%病例的小腿及足部动脉 CTA 达不到诊断要求。CTA 很容易评估血管钙化斑;但是,钙化斑可以干扰血管管腔的评估,尤其是外周血管。当有严重血管壁钙化时宜选择 MRA 检查,例如糖尿病患者。CTA 图像重建可以采用去骨后的最大密度投影(MIP),最好沿着血管走行进行重建,以观察血管壁严重钙化或支架状况。

> MRA 表现

注射对比剂后动脉可以直接显示;技术要求包括可移动的检查床、专门线圈和经静脉快速注射对比剂。MRA 很难显示血管壁钙化;10%~20%病例小腿及足部的图像达不到诊断标准。高质量的 MRA 可以比 DSA 显示更多的小腿血管。图像后处理很大程度上是自动完成的。

> DSA 表现

属于少创技术;检查指征:当 CTA 和 MRA 图像难以满足需求或者需要立刻进行穿刺介入治疗。采用选择性造影可以显示小腿及足部动脉。

7. 四肢血管

表 7.1 下肢动脉正常值

血管	直径
髂动脉	8～12mm
股浅动脉	5～9mm
腘动脉	5～8mm
小腿动脉	2～5mm

临床方面

> ▷ **典型表现**

间歇性跛行;运动后狭窄远段的肌肉疼痛;常发生夜间静息痛,肢端可出现缺血性坏疽。盆腔段动脉狭窄占所有病例的 35%,股骨段动脉狭窄占 50%,外周动脉狭窄占 15%;20% 病例有多发血管狭窄。临床上,依据 Fontaine 和 Rutherford 标准对病情进行分级。

> ▷ **治疗选择**

去除有害影响因素;减少危险因素;保守治疗;难以忍受的跛行和严重缺血是进行血管手术的指征;可行支架置入的血管成形术;血栓切除术;自体静脉或塑料导管搭桥术。

> ▷ **病程与预后**

未治疗的外周动脉闭塞患者的生命预期比正常人少10 年;70% 病例死于心肌梗死。

> ▷ **临床医生要了解的内容**

血管成形术之前要明确解剖关系;动脉流入量;血管狭

窄及闭塞的程度；搭桥手术的吻合点；静脉引流量。

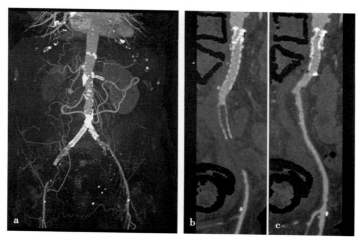

图 7.1a-c 外周动脉闭塞症。腹主动脉远段及盆腔动脉的 CTA MIP 图（a）示右侧髂外动脉闭塞；MPR（b、c）分别显示支架双侧分支的管腔情况

鉴别诊断

Monckeberg 中膜钙化性硬化	◇ 结构不同
	◇ 肌肉内动脉中膜钙化
	◇ 动脉常常扩张
栓塞，急性血管闭塞	◇ 突发临床症状
	◇ 血管骤然闭塞，常常发生在血管分叉处
	◇ 血管壁呈轻度动脉粥样硬化改变
	◇ 没有侧支循环

腘动脉压迫	◇ 常常发生于运动员
肌性纤维发育不良	◇ 常常发生于肾动脉和颈动脉
	◇ 在下肢,最常累及髂动脉
	◇ 典型表现为"串珠"样改变
	◇ 远离血管分叉
肌间腔综合征	◇ 腿部的肌肉组织严重受压,导致组织压力增高、微循环减低
	◇ 抬高患肢可以改善症状
静脉性跛行	◇ 通常为单侧肢体渐进性疼痛
	◇ 髂股深静脉血栓或者腿部水肿的后遗症
	◇ 抬高患肢可以改善症状
脊髓性跛行	◇ 突然发生的间断性疼痛
	◇ 很难定位,可以影响整个腿部
	◇ 常常为双侧,身体向前弯曲能缓解症状
腰部神经根病	◇ 感觉异常,通常发生于下肢后部
	◇ 发作常常与姿势有关
	◇ 走路和身体向前弯曲时症状改善
退行性关节病	◇ 活动后关节疼痛
	◇ 休息时不能快速缓解
	◇ 疼痛局限于下肢关节

要点与盲点

在进行影像诊断前应详细了解病史及临床表现,而且要保证影像检查不会影响治疗。在影像检查之前病人应该准备充分。

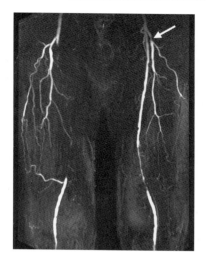

图7.2 股动脉增强 MRA 图像显示,右侧股浅动脉完全闭塞但侧支循环良好;左侧股深动脉狭窄(直箭示)和左侧股浅动脉多发狭窄

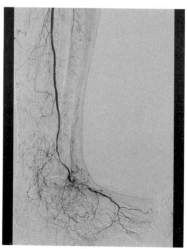

图7.3 小腿及足部动脉 DSA 图示腓动脉及足背动脉多发狭窄,其足部的动脉分支也见多发狭窄及闭塞

参考文献

Leibecke T et al. [CTA and MRA in peripheral arterial disease—is DSA out?] Radiologe 2006; 46: 941–947

Meru AV et al. Intermittent claudication: an overview. Atherosclerosis 2006; 187: 221–237 [In German]

Meyer BC et al. [16-row multidetector CT angiography of the aortoiliac system and lower extremity arteries: contrast enhancement and image quality using a standarized examination protocol.] Rofo 2005; 177: 1562–1570 [In German]

Norgren L et al. TASC II Working Group. Inter-society consensus for the management of peripheral arterial disease (TASC II). J Vasc Surg 2007; 45(Suppl S): S5–67

Ouwendijk R et al. Imaging peripheral arterial disease: a randomized controlled trial comparing contrast-enhanced MR angiography and multi-detector row CT angiography. Radiology 2005; 236: 1094–1103

外周动脉瘤

定义

> 流行病学

2/3 外周动脉瘤发生在腘动脉；男性发病率是女性的
30 倍；60％病例双侧发病；80％病例动脉瘤是多腔的；40％
病例伴发腹主动脉瘤。

> 病因、病理生理及发病机制

50％以上的病例表现为动脉管腔局部增宽。

－ 真性动脉瘤：包括动脉壁的三层结构；

－ 假性动脉瘤：典型的表现为动脉壁内膜撕裂（外伤后
或感染）引起的血管壁内出血，瘤壁由外膜和周围结缔组织
组成。

动脉瘤的产生原因包括生物机械作用；炎症伴有活性
氧自由基生成增加；基质酶类与金属蛋白相互作用，导致结
缔组织蛋白质水解。

影像学征象

> 优选方法

超声；彩色多普勒超声检查。

> 超声和彩色多普勒超声表现

局限性或者细长的低回声区，不伴后部回声增强；彩色
多普勒超声可以显示瘤腔血流状况及血栓成分；能很好地
测量大小，但对流出道的显示有困难。

> CT 和 MRI 表现

局限性或广泛性血管扩张；能够显示瘤腔灌注情况及血栓成分；适于鉴别诊断；CTA 和 MRA 能显示动脉瘤的流出血管，至少在腿部可以。

> DSA 表现

用于术前检查，以显示腿部及足部的动脉瘤流出道。正常腘动脉的直径为 5～8mm。

临床方面

> 典型表现

典型的发生在 65 岁以上的男性。常见症状包括腿部肿胀、疼痛、跛行。外周动脉血栓形成可以表现为相应肢端的蓝紫样变色；肢端急性缺血改变；4% 病例可以出现血管瘤破裂。

> 治疗选择

外科手术治疗，包括没有症状的病例；静脉搭桥术或者塑料导管搭桥术；腘动脉支架置入术目前主要用于高危病人。

> 病程与预后

如不进行治疗，则病情逐渐进展；5 年内的截肢率为 10%。静脉搭桥术后 5 年的搭桥血管开放率高达 90%，这取决于流出道状况。支架置入术后 2 年的支架开放率为 80%。

> 临床医生要了解的内容

动脉瘤的程度及类型；评估流入血量、受累动脉和排出血量。

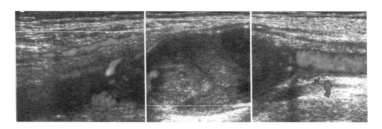

图7.4 彩色多普勒超声显示腘动脉瘤伴有血栓形成,同时侧支血管闭塞

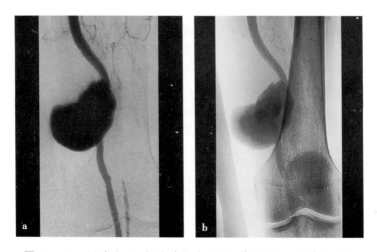

图7.5a,b 腘动脉 P1 段的动脉瘤;DSA 剪影后(a)和剪影前图像(b)

鉴别诊断

滑囊囊肿（Baker 囊肿）	◇ 关节囊的囊性外突 ◇ 常常自行恢复 ◇ 患者多在 60 岁以上
外膜囊性退行性变	◇ 外膜的黏液囊肿；85％患者发生于腘动脉 ◇ 60％患者年龄在 40～50 岁
外压性窄前或窄后扩张	◇ 压迫症状，常常腓肠肌受累 ◇ 关节跖屈或背屈诱发 ◇ 好发于 30 岁以下男性
腘静脉血栓	◇ 常沿着静脉走行
静脉瘤	◇ 71％病例出现反复的肺栓塞 ◇ 腘动脉瘤发病率为静脉瘤的 4～5 倍 ◇ 常沿着静脉走行

要点与盲点

在诊断动脉瘤之后，要注意了解健侧的情况；要注意排除肢体更远端的动脉瘤。

参考文献

Antonello M et al. Open repair versus endovascular treatment for asymptomatic popliteal artery aneurysm: results of a prospective randomized study. J Vasc Surg 2005; 42: 185–193

Rieker O et al. [Popliteal aneurysms: clinical aspects and diagnosis.] Rofo 1995; 120–127 [In German]

Widmer M et al. [Popliteal aneurysms.] Gefäßchirurgie 2006; 11: 299–311 [In German]

栓塞性动脉闭塞

定义

> 流行病学

栓塞性动脉闭塞的年发病率为 1∶7000；发病高峰为 75～85 岁。

> 病因、病理生理及发病机制

由栓子引起的动脉突然闭塞。80％由心源性因素引起，主要包括：瓣膜功能不全、心律失常、心房血栓、心脏肿瘤、心内膜炎；20％由心外因素引起，主要包括：动脉瘤血栓形成、动脉粥样硬化斑块、压迫综合征、医源性因素。静脉性栓子通过未闭合卵圆孔引起的动脉栓塞非常罕见。受累动脉闭塞，血流灌注中断会引起的器官损伤，损伤程度主要取决于侧支循环和器官对缺血的耐受程度；内源性纤维蛋白溶解作用减弱导致动脉内局部血栓形成。

影像学征象

> 优选方法

彩色多普勒超声检查；CTA。

> 超声和彩色多普勒超声表现

血管管腔呈低回声或者高回声；动脉没有血流信号。

➢ CTA 和 MRA 表现

受累动脉完全性闭塞,不伴有侧支循环;即使在静脉期,供血器官仍无对比剂充盈,或者不完全闭塞时,器官只有轻度对比剂充盈;常常能同时显示栓子的来源。能很快地显示出结果。

➢ DSA 表现

适用证:彩色多普勒超声诊断困难,CTA 诊断不明或不能立刻进行 CTA 检查。表现为突然对比剂充盈截断;侧支循环缺乏或者很少;血管壁轻度动脉硬化改变;血栓可以呈"穹顶形(dome)"改变,即半圆形的充盈缺损。行 DSA 检查后,可以立刻进行介入治疗。

临床方面

➢ 典型表现

突发的临床症状;完全性缺血表现为 6 个"P":疼痛(pain)、无脉(pulseless)、苍白(paleness)、感觉异常(paresthesia)、麻痹(paralysis)和疲劳(prostration)。

➢ 治疗选择

对于完全性缺血,需要立即行再通手术;主动脉、髂动脉闭塞者,即使立刻进行外科血管重建术也面临截肢的风险;肢端动脉闭塞也要立刻进行栓子清除术;对于股动脉及上臂动脉闭塞,局部血栓溶解治疗也要包括小腿及前臂动脉;对于慢性闭塞及部分缺血的病例,在确定了狭窄部位和原因后,治疗包括局部血栓溶解、经皮血栓介入切除术以及血管成形术。

➢ 病程与预后

由于上肢的侧支循环比较多,所以上肢动脉闭塞的预后要比下肢好。发病 6 小时之内进行治疗,保住肢体的概率为 97%,超过 6 小时概率明显下降。5 年生存率为 60%,如果缺血器官有功能不全的话,则生存率显著降低;有目的性的保守治疗将影响临床病程。

➢ 临床医生要了解的内容

动脉闭塞的部位和原因。

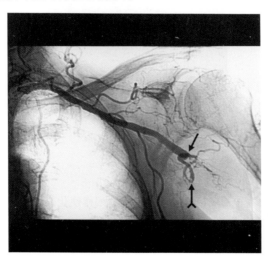

图 7.6 上肢动脉闭塞。83 岁女性,上肢动脉选择性 DSA 显示,锁骨下动脉和腋动脉的管壁不规整;腋动脉远端闭塞(直箭所示),旋肱动脉内有栓子存在(叉状箭所示)。

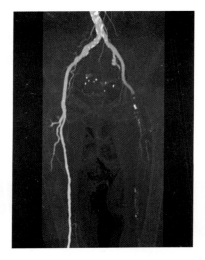

图 7.7 左下肢的 CTA 显示平股动脉分叉水平左侧股总动脉闭塞,几乎没有侧支循环显示。

鉴别诊断

局部血栓形成	◇ 血管壁动脉粥样硬化改变和血管管腔狭窄
	◇ 跛行病史
	◇ 高凝状态
	◇ 有侧支循环,不完全性缺血
动脉性血管痉挛	◇ 肢端灌注异常,通常自行或在温暖环境缓解
	◇ 主要表现为雷诺综合征
	◇ 通常由头痛而滥用镇痛药引起

蓝色静脉炎　　　　◇ 急性动脉闭塞和静脉血栓同时发生

要点与盲点 ┊- -

诊断要及时；因为具有纤维蛋白溶解的风险，肌肉注射是禁忌的。

参考文献

Alfke H et al. [Radiological diagnosis and treatment of acute limb ischemia.] Chirurg 2003; 74: 1110–1117 [In German]

动脉穿刺后假性动脉瘤

> 流行病学

在经股动脉穿刺的患者中,近 9% 的病例会发生假性动脉瘤。

> 病因、病理生理及发病机制

诊断性或者治疗性导管介入术导致动脉损伤,血管周围出现血肿,与动脉相通。多发生于介入导管移出时没有有效压迫动脉的患者,尤其是动脉粥样硬化的患者;好发于股总动脉。

影像学征象

> 优选方法

彩色多普勒超声检查。

> B超表现

假性动脉瘤表现为收缩期搏动的低回声肿块,可能伴血栓性晕环。

> 彩色多普勒超声表现

动脉瘤颈可见摆动的收缩和舒张双腔血流。

临床方面

> 典型表现

局部疼痛,有搏动性肿块。

> 治疗选择

超声引导压迫疗法或者凝血酶瘤内注射;发生感染或者肿块迅速增大时需进行外科治疗。

> 病程与预后

凝血酶注射治疗（治愈率达 100％）比压迫治疗（治愈率为 60％～90％）有更高的治愈率。

> 临床医生要了解的内容

假性动脉瘤的位置、大小和血流方式。

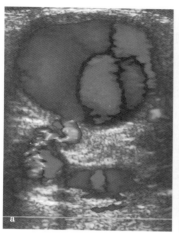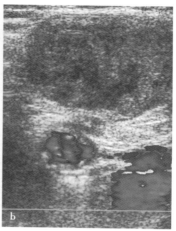

图 7. 8a,b 彩色多普勒超声示假性动脉瘤。图 a 显示来自股总动脉的中心喷射性血流；图 b 显示经皮凝血酶注射治疗后动脉瘤内血栓形成

鉴别诊断

动脉夹层　　　　◇ 内膜片
　　　　　　　　◇ 血流进入双腔，常常双腔血流速不同，
　　　　　　　　　　有时血流方向也不同

动静脉瘘	◇ 瘘道内可出现高流速的收缩期和舒张期血流,引起乱流
	◇ 引流静脉出现搏动的动脉血流(流速增加、湍流)

要点与盲点

压迫治疗可能产生并发症,包括动脉和(或)者静脉血栓,极少病例可能发生血管破裂。

参考文献

Karasch T. [Arteries of the lower extermity.] In: Kubale R, Stiegler H (eds.). Farbkodierte Duplexsonographie. Stuttgart: Thieme; 2002 [In German]

Krueger K et al. Postcatheterization pseudoaneurysm: results of US-guided percutaneous thrombin injection in 240 patients. Radiology 2005; 236: 1104–1110

Stone PA et al. Femoral pseudoaneurysms. Vasc Endovasc Surg 2006; 40: 109–117

动脉穿刺后动静脉瘘

定义

➢ 流行病学

动脉穿刺后,出现有症状的动静脉瘘占 3%。

➢ 病因、病理生理及发病机制

继发于诊断性或者治疗性经动脉套管插入术,动脉和静脉之间出现异常交通;可直接发生或者间接发生(继发于假性动脉瘤);好发于股部血管。

影像学征象

➢ 优选方法

彩色多普勒超声检查。

➢ 彩色多普勒超声表现

动静脉瘘内可见高流速的收缩期和舒张期血流;静脉内可见有搏动性、湍流样、动脉样频谱的高速血流。

临床方面

➢ 典型表现

小的动静脉瘘常常无症状;对较大的动静脉瘘,听诊可以听到连续的收缩-舒张期机械性杂音;可以触到震颤。

➢ 治疗选择

通常不需要治疗;可以采用超声引导下压迫治疗;可以利用结扎法治疗血流动力学并发症。

> 病程与预后

小的动静脉瘘不会对患者的生活产生影响，可以自发性闭塞。

> 临床医生要了解的内容

动静脉瘘的位置；病程。

鉴别诊断

假性动脉瘤　　◇ 瘤颈出现双向血流

◇ 没有引流静脉

要点与盲点

假性动脉瘤供血的间接性动静脉瘘可能会被漏诊。

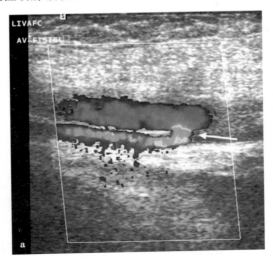

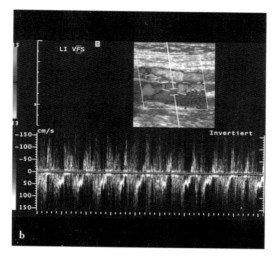

图 7.9a,b　彩色多普勒超声显示介入后股浅动、静脉之间动静脉瘘。
瘘道内出现彩色混叠,提示血流速度很快(a,直箭所示),静脉周围的
彩色伪影是由于血流振动所致。近瘘管处股浅静脉的频谱显示为搏
动性、湍流的高速血流(图 b)

参考文献

Karasch T. [Arteries of the lower extermity.] In: Kubale R, Stiegler H (eds.). Farbkodierte
　Duplexsonographie. Stuttgart: Thieme; 2002 [In German]
Kent KC et al. A prospective study of the clinical outcome of femoral pseudoaneurysms
　and arteriovenous fistulas induced by arterial puncture. J Vasc Surg 1993; 17: 125–131
Steinkamp HJ et al. [Catheter-induced femoral artery lesions: Diagnosis with B-mode ul-
　trasound, Doppler ultrasound and color Doppler ultrasound.] Ultraschall Med 1992;
　13: 221–227 [In German]

透析分流通道狭窄

在欧洲,透析是自体动静脉瘘的治疗方法之一;通常采用侧-端吻合;通常发生在前臂;在美国,PTFE 分流通道更常用。

定义

> 流行病学

在德国有 60 000 名透析患者,中位年龄为 70 岁。慢性肾脏替代治疗患者以每年 5% 的比例增加。塑料分流通道使用 1 年后的开放率不到 60%,4 年开放率不足 40%。自体动静脉瘘的 1 年开放率为 80%～90%,4 年开放率为 65%。

> 病因、病理生理及发病机制

透析分流器会造成血管微创伤和炎症,导致细胞增生;平滑肌细胞、内皮细胞、巨噬细胞表达细胞因子;整个过程会激发血管内膜增生和血栓形成。

①动静脉瘘早期闭塞(<3 个月):包括技术原因(静脉扭结、旋转和剪切伤);血液湍流;静脉分支被保留;动脉狭窄;静脉纤维化。

②动静脉瘘晚期闭塞(>3 个月):包括静脉狭窄;对于塑料分流通道,狭窄常发生在静脉吻合处;对于自体分流通道,狭窄可以发生在任何位置:

——靠近动脉吻合处狭窄常常由于技术原因或者静脉壁粥样硬化所致;

——穿刺点的狭窄是由静脉壁的纤维化引起；

——常常伴发动脉瘤；

——在有深静脉系统的静脉交界处狭窄或者静脉瓣处的狭窄是由于血流动力学负荷增加形成的；

——中央静脉狭窄是由于以往的导管置入所致。

影像学征象

> 优选方法

彩色多普勒超声检查。

> 共同表现

透析分流通道的正常流量为 500～1000ml/min；当流量小于 500ml/min 或者低于原来 20% 的时候，建议行影像学检查；当流量小于 300ml/min 时，提示透析出现问题。

> 彩色多普勒超声表现

可以计算透析分流通道流量：

流量 V[ml/min]＝流速[cm/min]×血管半径^2[cm]×π

正常单相波谱（有收缩期峰值的持续血流）；供血动脉和（或）静脉的外周阻力增加（肢端动脉波谱）是狭窄的征象；静脉管腔狭窄，沿着静脉壁可见低回声物质；陈旧的自体吻合通路的吻合口狭窄，血流加速；动脉和静脉的窄后扩张引起血流紊乱；可以计算单位时间血流量，用于狭窄的定量分析；可以很好显示分流通路的动脉瘤；中心静脉显示受限。

> MSCT 和 MR 表现

通常不用来评估动静脉瘘，但是能很好评估中心静脉的狭窄。

> DSA 表现

透析后,可以通过透析通道快速、方便地进行 DSA 检查。逆行性动脉造影可显示收缩前期狭窄近侧的血流瘀滞;经动脉造影检查也是可选的方法;非常适于评估中心静脉排除量;可以立刻进行介入治疗。

临床方面

> 典型表现

持续性嗡鸣和血流杂音减弱;脉搏增强,代表血流阻力增加。

> 治疗选择

管腔狭窄超过 50%,同时伴有血流量减低,是进行血管成形术的指征。中心性狭窄可行血管成形术治疗,同时放置支架;对于分流通路不成熟者,可以选择血管手术治疗;对于其他的狭窄,血管成形术和血管手术的疗效相同。

> 病程与预后

对于自体动静脉分流,血管成形术的成功率高于90%。初期的支架开放率略低于 50%;1 年后的开放率略低于 80%。

> 临床医生要了解的内容

分流量的多少;狭窄的位置。

鉴别诊断

分流通路感染　　◇ 塑料分流通路更易发生感染
　　　　　　　　　◇ 临床诊断:触痛和红肿

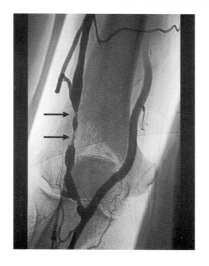

图 7.10 自体动静脉瘘的血管造影检查,直箭头显示分流静脉的高度狭窄。静脉高阻力导致吻合处和肱动脉对比剂逆行充填

要点与盲点

勿忘检查上肢的动脉(经常发生在外周动脉闭塞的动脉粥样硬化患者);当透析分流量较高时,脉冲重复频率不要设置过低;探头的压力要适当(适合血管充盈压和振动频率)。

参考文献

Clevert DA et al. Formen und Komplikationen des Hämodialyseshunts—Stellenwert der Sonographie. Radiologe 2007.

Schaefer PJ et al. [Does interventional therapy prolong the patency of hemodialysis fistulas and grafts?] Rofo 2006; 178: 1121–1127 [In German]

Surlan M, Popovic P. The role of interventional radiology in management of patients with end-stage renal disease. Eur J Radiol 2003; 46: 96–114

上肢中心静脉狭窄

定义

锁骨下静脉和腋静脉的血栓形成和闭塞。

> 流行病学

上肢中心静脉血栓的发病率远远低于下肢静脉。在透析患者中,中心静脉狭窄的发病率很高,20%~25%的透析分流功能不全的患者有中心静脉狭窄;几乎都与之前进行的锁骨下导管置入术有关。40%以上锁骨下静脉导管置入的患者进展成中心静脉狭窄,但是只有10%颈静脉导管置入的患者出现中心静脉狭窄。约7%患者与中心静脉的外周通路有关。导管插入的持续时间和导管口径都影响中心静脉狭窄的发生。

> 病因、病理生理及发病机制

穿刺引起的血管内膜损伤;静脉内异物;来自呼吸运动的持续性阻力;透析分流通路的高速血流;微创伤和炎症导致内膜细胞增生;微血管增生;平滑肌细胞、内皮细胞、巨噬细胞表达细胞因子;这个过程会激发血管内膜增生和血栓形成。遗传性和后天获得性血栓形成倾向也是诱因之一。

影像学征象

> 优选方法

彩色多普勒超声;CTA;MRA;静脉造影。

> 共同表现

中心静脉管腔内充盈缺损(血栓);血栓机化和自发性

血管再通；血管的狭窄和闭塞，常常伴丰富的侧支循环和血管壁的增厚或不规整。

> ➤ **彩色多普勒超声表现**

检查时要包括对侧血管，以进行比较。当深吸气时或者心房波出现时，受累侧静脉管腔闭塞（需注意大的侧支循环存在）。急性期，静脉管腔扩张，内有低回声血栓，有时导致血流不完全阻塞。慢性期，血管狭窄，同时伴管壁增厚、血流紊乱、侧支循环形成。中心的锁骨下静脉和头臂静脉通常不能直接显示。

> ➤ **CT 和 MRI 表现**

在足部注入对比剂后进行静脉造影检查；可以显示血管外压改变；MRI 可以显示静脉旁水肿和造影增强；血管内流动伪影可造成假阳性。CT 检查会加重肾功能不全患者的对比剂肾病的风险；MRI 钆对比剂可造成肾功能不全的患者发生肾纤维化。

> ➤ **静脉造影表现**

诊断以疾病预后质量指南（DOQI）为标准；可以在透析后通过相同的进入通道立刻进行血管造影检查；比 CT 检查需要的对比剂少；可以立刻进行介入治疗。

临床方面

> ➤ **典型表现**

急性血栓形成的患者有皮肤紧张感和疼痛。慢性患者，由于侧支循环建立，常常无临床症状。症状几乎都出现在透析分流术后，包括上肢、胸部水肿，胸壁侧支循环形成，胸水。透析不充分，有再循环的存在。单侧的头臂静脉闭塞通常不会造成上部的流入道瘀血。

➢ 治疗选择

对于急性发病者,采取移出中央导管、患侧抬高、抗凝等治疗措施。上肢中心静脉血栓合并肺动脉栓塞的概率不到下肢静脉血栓的十分之一;有症状的中心静脉狭窄需要行血管成形术;支架置入的指征是狭窄的血管有弹性和 3 个月内复发病例。

➢ 病程与预后

血管成形术的成功率约 90%;6 个月血管开放率为 30%～60%。通常需要再次介入治疗;支架放置后,狭窄可能复发,而且并不少见。

➢ 临床医生要了解的内容

静脉血栓或者狭窄的部位及程度;血管外压的原因。

图 7.11 血管造影检查显示,左侧锁骨下静脉明显狭窄(直箭所示,有起搏器导线影);右侧锁骨下静脉也明显狭窄(分叉箭所示,经颈静脉 Shaldon 导管)

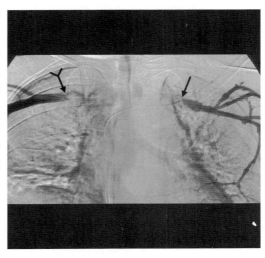

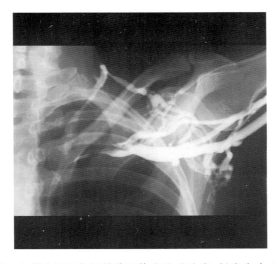

图 7.12 血管造影示左侧锁骨下静脉明显狭窄、闭塞和中心静脉内有导管

鉴别诊断

Paget-Schrötter 综合征（原发性锁骨下静脉血栓综合征）	◇ 好发于运动员，尤其是上肢经常受压的运动员 ◇ 患肢急性肿胀、疼痛、发绀 ◇ 治疗包括纤溶剂和血栓切除术
中心静脉受压	◇ 病因包括淋巴结增大、纵隔肿瘤、放疗 ◇ 通常没有血栓，静脉壁也没有改变
胸廓出口综合征	◇ 锁骨下动静脉、臂丛受压，常常是由颈肋、第1肋、锁骨、后斜角肌压迫所致 ◇ 由于臂丛神经受刺激引起疼痛

◇ 少数有动脉异常,包括上肢的缺血和间歇性肿胀

◇ 如果影像学检查提示该病,可以做激发实验

要点与盲点

超声检查时不要遗忘检查健侧情况;要谨慎选择中心静脉穿刺进入点,例如锁骨下静脉。

参考文献

Agarwal AK et al. Central vein stenosis: a nephrologist's perspective. Semin Dial 2007; 20: 53–62

Haage P et al. Nontraumatic vascular emergencies: imaging and intervention in acute venous occlusion. Eur Radiol 2002; 12: 2627–2643

盆腔及下肢深静脉血栓

定义

> 流行病学

静脉性血栓疾病每年发病率为 100～200：100 000；随着年龄增加，血栓形成的危险性增加。

> 病因、病理生理及发病机制

血栓形成的高危因素：髋部或者腿部骨折；髋关节或者膝关节成形术；全身手术；多发创伤；脊髓损伤。

血栓形成的中危因素：膝关节镜检查；中心静脉插管；化学疗法；心衰或者呼吸衰竭；激素替代疗法；恶性肿瘤；口服避孕药；脑创伤；产后；血栓病史；血栓形成倾向。

血栓形成的低危因素：长时间卧床休息，超过 3 天；长时间坐位（如长时间汽车旅行或飞行）；年龄；腹腔镜检查；肥胖；妊娠；静脉曲张。

影像学征象

> 优选方法

彩色多普勒超声。

> 彩色多普勒超声表现

加压扫描，静脉不变窄；静脉管腔增宽，超过伴行动脉管腔的 2 倍；管腔内结构改变（由低回声变成高回声）；没有血流信号；邻近静脉扩张（侧支循环）。

➢ 静脉造影表现

当其他方法诊断不清时可考虑应用；也可作为术前检查。静脉内由于血栓存在形成的充盈缺损（轮廓征）；血栓远心端可见对比剂包绕（圆顶征）；静脉充盈不规则或者显示模糊；侧支循环出现。

➢ CT 和 MRI 表现

CT 和 MRI 对于盆腔检查要优于彩色多普勒超声；可以同时显示血管周围肿块；也可同时发现肺动脉血栓（尤其是 CT 检查）。

临床方面

➢ 典型表现

患肢水肿；疼痛；皮肤紧张感；发绀；静脉怒张；发热；不适；心动过速；D-二聚体实验阳性。

➢ 治疗选择

初期可用低分子肝素抗凝治疗；治疗方法还包括清除血栓（血栓溶解术、手术切除）；维生素 K 拮抗剂可用于预防继发血栓；下腔静脉放置滤器以预防肺动脉栓塞。

➢ 病程与预后

并发症：肺动脉栓塞；血栓再发；血栓后综合征。

➢ 临床医生要了解的内容

静脉血栓的程度；在具体病例中，要了解血栓形成的解剖原因，如盆腔静脉血栓。

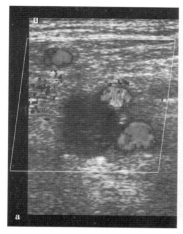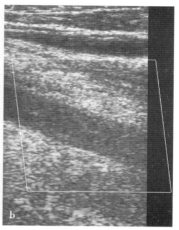

图 7.13a,b 股静脉急性血栓，股静脉完全闭塞。图 a 为彩色多普勒超声轴位图像；图 b 为彩色多普勒超声纵向图像，显示静脉管腔扩张，管腔内呈低回声、没有血流信号

鉴别诊断

肌肉血肿	◇ 肌肉组织中低回声肿块，没有血流
	◇ 肌肉纤维撕裂病例中可见到肌肉纤维中断
Baker 囊肿	◇ 腘窝肿块，呈无回声或高回声，取决于原发疾病
动静脉瘘	◇ 瘘道内血流速高（伴有回声混叠）
	◇ 近瘘管处静脉流速高、多普勒波谱动脉化

要点与盲点

注意观察血栓的近端及远端边缘情况。静脉压升高、胸式呼吸运动、超声探头压力不够均可以造成假阳性；当血栓较小、检查区域覆盖不够或水肿较重时均可以造成假阴性。

参考文献

Ansell JE. Venous thrombosis. In: Creager MA et al. (eds.). Vascular Medicine: A Companion to Braunwald's Heart Disease. Philadelphia: Saunders; 2006

Interdisziplinäre S2-Leitlinie: Venenthrombose und Lungenembolie. Vasa 2005; 34: 5–24

Stiegler H. [Superficial and deep venous systems of the lower extremity.] In: Kubale R, Stiegler H (eds.). Farbkodierte Duplexsonographie. Stuttgart: Thieme; 2002 [In German]

静脉曲张

定义

> 流行病学

静脉曲张患者中,早期占 35%~50%,进展期占 5%~15%,慢性静脉瓣功能不全期占 3%~5%。静脉曲张随着年龄增加患病率明显增加。50 岁以下人群中,31%受累,而 50 岁以上人群中,70%受累;女性患病率是男性的 3 倍。其他影响因素包括:年龄、遗传因素、肥胖、职业因素(需要长期坐着或者站立的职业)。表现形式有网状静脉扩张(65%)、侧支静脉曲张(50%)、蜘蛛样静脉(38%)、躯干静脉曲张(20%)。大隐静脉最易受累,病变发生率为 80%,小隐静脉为 20%。

> 病因、病理生理及发病机制

原发性静脉曲张(占 70%):浅静脉的血管壁退行性变;弹性纤维的破坏;肌细胞和胶原纤维形成减少。

继发性静脉曲张(占 30%):是筋膜下深静脉疾病的后遗症。深静脉扩张,静脉瓣功能丧失,继而静脉压力增高,并从大隐静脉和小隐静脉连接处静脉瓣向远处传播,最后能导致完全性静脉曲张;也可由交通静脉病变引起(不完全静脉曲张)。

影像学征象

> 优选方法

彩色多普勒超声。

7. 四肢血管

> 彩色多普勒超声表现

可以在不同体位下(仰卧、站立、坐位)综合分析静脉形态学、血流动力学改变;可以准确显示大、小隐静脉结合处的位置。在正常呼吸状态下,向心性血流在吸气时降低,在呼气时增加;Valsalva 实验显示静脉扩张、血流停止,但是可以看到反向血流;可以观察反流的位置,静脉瓣功能不全的近端和远端(Hach 分级);在加压或者不加压时可以看到交通静脉迂曲扩张,血流方向异常,流入筋膜上静脉;可以除外腿部深静脉血栓(继发性静脉曲张);可除外静脉管壁血栓后改变。

> MRI 与 CT 表现

有利于观察盆腔静脉和下腔静脉。

> 血管造影

根据德国血管外科指南,彩色多普勒超声检查优于上行性血管造影检查;只有不能进行彩色多普勒超声检查或者其诊断不明时,血管造影才能于术前被应用。血管造影可以明确显示不完全静脉曲张的不典型交通静脉;在小隐静脉术前或静脉曲张切除术后复发时,该检查可以显示复杂的解剖状况。可行选择性曲张静脉造影。

表 7.2　超声测量的吸气末期静脉直径

血管	直径
股总静脉	10.8±1.6mm
腘静脉	9.3±1.8mm
大隐静脉近端	4.0±1.0mm
交通静脉	2.0～2.3mm

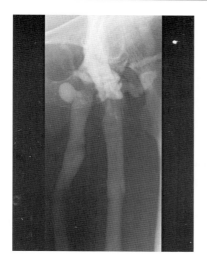

图 7.14 上行血管造影术。在 Valsalva 实验中，功能不全的大隐静脉可见对比剂充填，并见静脉分支和大隐静脉近端的曲张结节

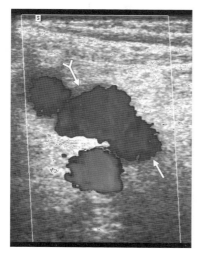

图 7.15 小隐静脉功能不全的彩色多普勒超声图像。直箭示腘静脉，分叉箭示明显扩张的小隐静脉

临床方面

> 典型表现

50%静脉曲张患者可出现临床症状,表现为小腿酸胀、沉重感,尤其是在长时间坐、立明显;踝关节水肿,尤其是在傍晚,这是慢性静脉瓣功能不全的早期征象。

> 治疗选择

保守治疗;表浅静脉硬化疗法;疾病特定时期可行手术治疗;血管内激光治疗或者射频消融术。

> 病程与预后

静脉曲张预后较好;治疗原因除了从美观的角度考虑外,也要考虑到静脉瓣功能不全,其有发展成慢性静脉曲张的可能;慢性静脉瓣功能不全是进展性的,阻止疾病进展是治疗的目的。

> 临床医生要了解的内容

静脉曲张的类型、严重程度;深静脉系统的受累范围;静脉曲张的并发症。

鉴别诊断

淋巴水肿	◇ 静脉显示正常
外周动脉闭塞	◇ 动脉狭窄,引起跛行
疾病所致营养不良	◇ 静脉显示正常
充血性右心衰竭,盆腔静脉及下腔静脉回流受阻	◇ 静脉扩张
	◇ 静脉内有持续血流
	◇ Valsalva实验没有静脉反流

要点与盲点

不能只关注于大、小隐静脉结合部的静脉曲张（不完全静脉曲张），而忽略深部静脉的检查（继发静脉曲张）；也不能忽略动脉检查，要排除慢性静脉瓣功能不全患者合并外周动脉闭塞可能。

参考文献

Bergan JJ et al. Chronic venous disease. N Engl J Med 2006, 355: 488–498

Creager M et al. Vascular Medicine: A Companion to Braunwald's Heart Disease. Philadelphia: Saunders; 2006

Do DD, Husmann M. [Diagnosis of venous disease.] Herz 2007; 32: 10–17 [In German]

Jünger M, Sipperl K. Erkrankungen der Venen – Diagnostik und Therapieoptionen im Wandel. Akt Dermatol 2004; 30: 407–417

血栓闭塞性脉管炎

定义

又称伯格（Buerger）病

➤ 流行病学

典型患者为年轻的吸烟患者；男性发病率为女性的7.5 倍。早期症状常发生在 45 岁之前；亚洲常见；外周动脉闭塞疾病的发生率在西欧小于 6%，而在印度约为45%～63%。

➤ 病因、病理生理及发病机制

血栓闭塞性脉管炎是动脉节段性、非动脉粥样硬化性炎症；主要累及肢端的中、小动静脉。病因不明。早期可见动脉内有炎性血栓，晚期血栓机化；血管可再通；内膜血管化；血管周围纤维化；血管一般节段性受累；多个肢端可同时受累；血管壁往往完整，包括内弹性膜。急性期标志物不升高，这与大多数血管炎性疾病不同。吸烟是本病发展、恶化的必要因素。

影像学征象

➤ 优选方法

DSA。

➤ MRA 和 CTA 表现

可以排除血栓近端的血管病变；血管壁钙化为不典型表现；也可以排除栓子的近端来源。

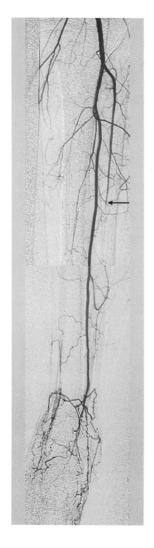

➢ DSA 表现

无特征性表现。表现为多发动脉闭塞，伴"螺旋状"侧支循环；病变分布：70％位于下肢血管、10％位于上肢血管、20％上下肢血管同时发病；常常累及肱动脉及腘动脉以远；最常受累部位为胫前和胫后动脉（占40％）、尺动脉（占 12％）；动脉多为节段性受累。

图 7.16 血栓闭塞性脉管炎。下肢的 DSA 显示，胫前动脉（直箭所示）及胫后动脉近端闭塞，远端可见多发迂曲的侧支循环。这是该病典型的表现，但是不具有特异性

临床方面

➤ 典型表现

早期患肢怕冷;肢端的红斑和青紫;跛行,常被误为是整形外科问题;40%病例并发表浅血栓性静脉炎;后遗症包括患肢溃疡和神经病变。

➤ 治疗选择

戒烟;其他所有的治疗都是姑息治疗(足部护理;交感神经切除术;戒烟后血管重建术)。

➤ 病程与预后

血栓闭塞性脉管炎患者的生命预期不会减少。90%患者戒烟后可免于截肢;抽烟患者中截肢比率超过40%;截肢会影响部分患者的生存质量。

➤ 临床医生要了解的内容

脉管炎的类型;用来鉴别诊断的信息。

鉴别诊断

动脉粥样硬化	◇ 典型表现为累及近端血管,管壁钙化
自身免疫性血管炎	◇ 血清学标志物
混合性结缔组织病	◇ 血清学标志物 ◇ 累及中心血管
腘动脉瘤、压迫综合征、外膜的囊性退行性变	◇ 彩色多普勒超声可直接显示

吸食麦角胺,可 ◇ 病史
卡因,大麻

要点与盲点

对可疑患者一定要检查患者所有肢体动脉。

参考文献

Hoeft D et al. Thromboangiitis obliterans: ein Überblick. J Dtsch Dermatol Ges 2004; 2: 827–832

Sasaki S et al. Distribution of arterial involvement in thromboangiitis obliterans (Buerger's disease): results of a study conducted by the Intractable Vasculitis Syndromes Research Group in Japan. Surg Today 2000; 30: 600–605

索　引

索　引